中西医结合慢性病防治指导与自我管理丛书

总 主 编　陈达灿　杨志敏　邹　旭　张忠德

副总主编　李　俊　杨荣源　宋　苹　胡学军

肾病综合征

主　　编　王立新

副主编　包　崑　邓丽丽　卢富华

编　　委　（以姓氏笔画为序）

马伟忠　马红岩　王立新　王荣荣

邓丽丽　左　琪　卢富华　包　崑

邬旭芳　苏卓伟　杨　敏　吴禹池

何志仁　邹　川　张洁婷　林书洲

林俊杰　林静霞　胡勤晴　侯海晶

高燕翔　黄　璟　梁　晖　蔡　寸

蔡佑青

人民卫生出

图书在版编目（CIP）数据

肾病综合征/王立新主编. —北京：人民卫生出版社，2013.11
（中西医结合慢性病防治指导与自我管理丛书）
ISBN 978-7-117-18407-6

Ⅰ.①肾…　Ⅱ.①王…　Ⅲ.①肾病综合征-中西医结合-防治　Ⅳ.①R692

中国版本图书馆 CIP 数据核字（2013）第 268528 号

人卫社官网　**www. pmph. com**	出版物查询，在线购书
人卫医学网　**www. ipmph. com**	医学考试辅导，医学数据库服务，医学教育资源，大众健康资讯

肾病综合征

主　　编：王立新
出版发行：人民卫生出版社（中继线 010-59780011）
地　　址：北京市朝阳区潘家园南里 19 号
邮　　编：100021
E - mail：pmph @ pmph. com
购书热线：010-59787592　010-59787584　010-65264830
印　　刷：潮河印业有限公司
经　　销：新华书店
开　　本：787×1092　1/32　　印张：3.5
字　　数：49 千字
版　　次：2013 年 11 月第 1 版　2014 年 3 月第 1 版第 2 次印刷
标准书号：ISBN 978-7-117-18407-6/R·18408
定　　价：16.00 元

出版说明

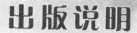

　　慢性病属于病程长且通常情况下发展缓慢的疾病。其中，心脏病、中风、慢性呼吸系统疾病和糖尿病等慢性病已经成为当今世界上最主要的死因，占所有疾病死亡率的 70% 左右。究其原因，广大人民群众由于缺乏专业的防病治病知识，加重或贻误了病情，造成疾病的恶化，最终付出了生命的代价。其实，慢性病可防可控，并不可怕，可怕的是轻信不正确的医药学知识、了解错误的防病治病理论而盲目地接受治疗。如何做一个聪明的患者，正确指导自己科学调理身体，既需要积累一定的医药学知识，又应接受医务人员的专业建议，从而降低疾病进一步加重的风险，减轻慢性病所带来的危害。

　　正是为了提高广大人民群众科学防病治病的能力，缓解他们看病难、看病贵的难题，我们同广东省中医院共同策划了《中西医结合慢性病防治指导与自我管理丛书》。该丛书第一辑共 13 种，各分册包括"基础知识导航"、"个人调理攻略"、"名家防治指导"、"药食宜忌速查"、"医患互动空间"5个模块。其中,"基础知识导航"主要讲述该类慢性疾病的一些基本知识;"个人调理攻略"主要讲述疾病调理的方法,包括运动、饮食等,同时介绍了生活保健、锻炼等方面的知识,旨在用正确的科学的医学理论指导衣食住行;"名家防治指导"主要介绍了慢性病专业的、规范的医学治疗原则和方案,而这些方案疗效较好,均来自于临床名家大家;"药食宜忌速查"介绍了一些经常被大家忽视且不宜同服的药物或食物;"医患互动空间"根据广大病友意见,系统整理了防治该疾病具有共性的疑点难点,收载了全国六大区治疗该疾病的权威专家,以方便全国的患者选择就诊。

该丛书"语言通俗、中西结合、药食共用、宜忌互参、图文并茂、通俗易懂、实用性强",实为慢性病患者和亚健康人群的良师益友。

由于医药学知识不断发展变化,加之患者体质千差万别,书中可能存在一些疏漏或不足之处,恳请广大读者在阅读中提出宝贵意见和建议,以便我们不断修订完善。

人民卫生出版社
2013 年 11 月 8 日

国医大师邓铁涛序

随着社会的发展、生活方式的改变及人口老龄化加快，人类疾病谱发生了深刻的变化，慢性病已经成为全人类健康的最大威胁。世间因病而亡、因病而贫、因病苦痛无法避免，时至今日全人类仍无法完全摆脱疾病的纠缠，而目前医学未能完全胜任帮助人们远离病痛之苦。因此，教导人们掌握防病御病之法，进行自我健康管理已经成为防控慢性病之上策。

目前，我国慢性病死亡病例占疾病总死亡病例的比例已经高达 83.35%，其发病率与死亡率不断攀升，给家庭及社会造成了沉重的负担。全民健康是实现国家富强的基础，因此，慢性病不仅仅是我国一个重大的公共卫生问题，更是一个影响国家发展的问题。无论中西医工作者，在防控慢性病这一社会工程中都负有不可推卸的责任。

"治未病"理论是中医药养身保健、防病治病的精髓，认为疾病的防控应重视养生防病、有病早治、已病防变、病愈防复。如果能将中医药在整体观念指导下的辨证论治以及西医药辨病治疗有效结合起来,我们对慢性病本质的认识和临床疗效的提高势必得到一个质的飞跃。坚持辨病与辨证相结合,在辨证论治理论指导下,各扬其长,是防控慢性病的最佳方向。

广东省中医院始终把"为患者提供最佳的诊疗方案,探索构建人类最完美医学"作为目标,在全国率先将"治未病"理论与慢性病管理理念紧密结合,开展了中医特色的慢性病管理工作,积累了丰富的中西医结合慢性病防控经验。

有鉴于此,广东省中医院组织编写了《中西医结合慢性病防治指导与自我管理丛书》,全书基本涵盖目前常见多发的慢性病,内容丰富,语言通俗易懂,是一套能够指导民众防控疾病,提高自我健康管理水平的科普读本。相信本丛书的出版将为我国防控慢性病工作做出应有的贡献,故乐之为序。

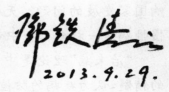

2013.9.29.

前　言

　　肾病综合征为肾内科常见病、多发病,为肾内科患者住院的主要原因之一。临床上诊断肾病综合征较为容易,随着肾穿刺活检技术的普及,肾病综合征的病理诊断也得以明确,为进一步规范治疗提供依据。对广大病友而言,如何认识这个疾病、如何采用中西医结合手段治疗、生活中如何调护及如何看待就诊过程中存在的一些疑问是要面对的实际问题。

　　本书以通俗易懂的文字向患有肾病综合征的病友及其家属说明本病在医学以及生活两个领域的一些基本知识,以帮助读者更好地理解本疾病。书中基础知识导航部分全面介绍了肾病综合征的概况,包括发病率、病因、肾穿刺及本病的危害等内容;个人调理攻略部分从起居、饮食、药物、运动、保健等方面做了详细介绍;治疗方面因本病的治疗方案多种多样,且需要根据病人的实际情况进行个体化的定制,因此仅把具体的原则简要写出,如需要进行药物治疗,请务必咨询医生的意见;医患互动部分就临床上患者关心的较为普遍的问题作了解答。鉴于我国传统文化以及传统医学在疾病的日常生活调摄方面积累了大量的经验,结合我们的临床实践经验,以及日常工作中病人常见的问题,本书着重在中医辨证调护方面与读者分享。

恰逢广东省中医院建院 80 周年之际献上本书,感谢广东省中医院领导对本书编写工作的支持和指导,感谢广东省中医院肾内科全体医护人员对本书编写工作的支持,感谢广东省中医院的病友在就诊过程中与我们分享他们在疾病就诊过程中的体会。

本书仅与各位分享我们在临床工作中的一点心得体会,如有任何疑问,欢迎与我们交流。

编　者
2013 年 7 月

目 录

一、基础知识导航

二、个人调理攻略

三、名家防治指导

四、药食宜忌速查

五、医患互动空间

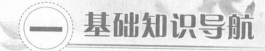

（一）什么是肾病综合征

肾病综合征简称"肾综"，是由多种病因导致的肾小球基底膜通透性增高，大量血浆蛋白由尿中丢失的一种综合征。主要表现为大量蛋白尿、低蛋白血症、水肿、高血脂，常伴有营养不良，严重者并发急性肾衰竭。本病最基本的特征是大量蛋白尿，目前的定义为每天 3.5 克以上。

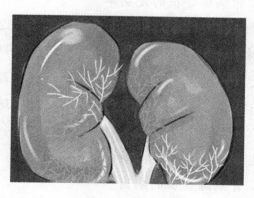

在理解这个病的原理之前，首先要了解肾脏

的正常生理功能。肾脏类似一个过滤器,主要的过滤对象是血液,把血液中没有用的、有毒的东西过滤出来通过尿液排出,而有用的东西(下文会提到的,所有有用的蛋白质)保留在血液中继续供机体使用,总结起来就是过滤不好的,留下好的。

　　而肾病综合征的病人就是这个过滤功能出现了问题,原本滤出不好的,留下好的,现在不管好的坏的一起滤出再通过尿液排出体外,这就是上面说的大量血浆蛋白漏出体外了。请记住,蛋白漏出是肾病综合征整个疾病的关键机制,从这个机制出发,我们继续讨论下面的问题。

　　(二)肾病综合征知多少

　　1. **肾病综合征的发病率**

　　肾病综合征(NS)是由国外学者于 1932 年提出的,来概括因多种肾脏病理损害所致的严重蛋白尿及其引起的一种临床表现。肾综占住院泌尿系疾病的 21％,居第二位,其在儿童肾小球疾病中占 70％～90％,在成人中占 20％～30％,其中原发性肾综占 75％,继发性肾综占 25％。

　　2. **肾病综合征的病因**

　　根据病因来分类,肾病综合征分为原发性和

继发性。所谓原发性就是说肾脏的病变是独立存在的,并不与其他身心疾病相关。所谓继发性就是说肾脏的病变是由其他疾病诱发的。

(1)原发性肾病综合征:原发性肾病综合征的病因及发病机制尚未明了,可能与遗传因素、过敏体质、免疫机制相关,其发病往往因呼吸道感染、过敏反应而触发。

(2)继发性肾病综合征:继发于全身性疾病的肾病综合征,病因广而复杂,现简单归纳如下:

1)感染性疾病:病毒感染,如乙型肝炎病毒、柯萨奇病毒、巨病毒感染;细菌感染,如链球菌、葡萄球菌、肺炎双球菌、沙门菌属感染;原虫感染,如疟原虫(以三日疟多见)、血吸虫、丝虫病等感染。

2)自身免疫性疾病:是一组结缔组织疾病,最常见的是系统性红斑狼疮、皮肌炎、结节性多动脉炎、干燥综合征、硬皮病、自身免疫性毛细血管炎、类风湿关节炎、过敏性紫癜等。

3)过敏性:如蛇咬伤、蜂蜇、花粉、血清、疫苗以及对各种药物过敏。

4)代谢性疾病:如糖尿病肾病、淀粉样变性、痛风性肾病等。

5)肾毒性物质损害：如汞、铅、砷等造成的损害。

6)肿瘤：如霍奇金病、淋巴瘤、多发性骨髓瘤、慢性淋巴性白血病、结肠癌、肺癌、乳癌、胃癌等。

7)遗传性疾病：眼-耳-肾综合征、先天性肾病综合征、家族性肾病综合征、镰刀状红细胞贫血。

8)其他：妊娠高血压综合征、肾静脉血栓形成、肾移植排异反应、心力衰竭及缩窄性心包炎等。

3.肾病综合征的易患人群

原发性肾病综合征多见于儿童及青少年，中年人及老年人也常有发病；继发性肾病综合征多见于乙肝、糖尿病、系统性红斑狼疮、肿瘤、淀粉样变等人群。一般小儿应着重除外遗传性疾病、感染性疾病及过敏性紫癜等引起的继发性肾病综合征；中青年则应着重除外免疫系统疾病、感染、药物等引起的继发性肾病综合征；老年人则着重除外糖尿病及肿瘤引起的肾病综合征。

4.肾病综合征的早期信号

(1)水肿：肾病水肿一般早晨起床后眼皮或睑部水肿，午后多消退，劳累后加重，休息后减轻。严重水肿会出现在双脚踝内侧、双下肢、腰骶部等。

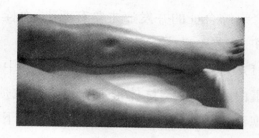

（2）泡沫尿：小便中有较多细小泡沫，静置1小时以上仍不消失，这一现象的出现提示尿液中排泄的蛋白质较多，很可能已出现了肾病综合征的典型症状——蛋白尿。

（3）尿量变化：正常人尿量平均为每天1500毫升左右，每天4～8次。如果没有发热、大量出汗、大量饮水等，小便量出现骤减或陡然增多时应注意。

（4）乏力、消瘦：大量蛋白从小便排出，机体蛋白合成减少，肌肉组织分解消耗增加，从而出现乏力，虽休息不能恢复；肌肉含量下降，出现消瘦。

（5）反复感染，不易痊愈：由于多数抗生素需通过同血浆白蛋白结合发挥作用，当血浆白蛋白低下，感染可反复发作，抗生素应用效力下降，出现病情迁延，不易痊愈。

5. 肾病综合征的并发症

肾病综合征的并发症主要有感染、血栓、急性肾损伤、营养不良。

(1)感染：由于大量免疫球蛋白自尿中丢失，血浆蛋白降低，影响抗体形成。肾上腺皮质激素及细胞毒药物的应用，使病人全身抵抗力下降，极易发生感染，如皮肤感染、原发性腹膜炎、呼吸道感染、泌尿系感染，甚至诱发败血症。

(2)血栓形成：肾病综合征患者容易发生血栓，尤其是膜性肾病发生率可达 $25\%\sim40\%$，形成血栓的原因有水肿、病人活动少、静脉淤滞、高血脂、血液浓缩使黏滞度增加、纤维蛋白原含量过高及凝血因子增加和使用肾上腺皮质激素而血液易发生高凝状态等。

(3)急性肾衰竭：肾病综合征患者因大量蛋白尿、低蛋白血症、高脂血症，体内常处在低血容量及高凝状态。呕吐、腹泻、使用抗高血压药及利尿剂大量利尿时，都可使肾脏血灌注量骤然减少，进而使肾小球滤过率降低，导致急性肾衰竭。此外，肾病综合征时肾间质水肿，蛋白浓缩形成管型堵塞肾小管等因素，也可诱发急性肾衰竭。

（4）营养不良：除蛋白质营养不良引起肌肉萎缩、儿童生长发育障碍外，尚可表现在维生素D的缺乏，钙磷代谢障碍，缺铁性贫血，以及微量元素（如铜、锌）的缺乏等多方面。

6. 肾病综合征应用激素药物的利害关系

大部分肾病综合征的患者都需要激素治疗，激素的主要作用是抑制体内的免疫反应、抗炎抗体反应和炎症反应，进而实现减少尿蛋白的目的；而激素的毒副作用就比这个简单的目标要复杂得多。长期服用激素可引起药源性肾上腺皮质亢进症，临床表现为向心性肥胖、满月脸、痤疮、多毛、乏力、易感染、低血钾、水肿、高血压、血糖升高等；口服激素超过每日 20 毫克，有并发或加重感染的可能；大剂量激素可引起骨质疏松、无菌性骨坏死、消化道溃疡等；部分小儿患者可出现生长抑制；部分患者使用激素后可出现兴奋、激动、失眠甚至精神病症状。此外，长期应用激素还可诱发白内障、青光眼、伤口愈合不良、血栓形成和栓塞、月经失调、多汗、高脂血症、肌病等。

尽管激素长期服用有如此多的副作用，但它仍是临床上无法替代的治疗肾病的主要药物。目前,对于激素的研究是比较透彻的,正规医院在应用激素治疗时都会采取相应的保护措施,加之目前中药的干预,能最大程度降低激素的副作用,保证病人的安全。

7. 肾穿刺活检术的必要性

经皮肤肾穿刺活体组织检查,简称肾穿刺,是为了安全地获取病人肾脏组织样品,送病理检查,从而明确诊断,指导治疗。其意义如下:

(1)明确诊断:肾脏疾病,尤其是肾小球疾病诊断较复杂,目前常用 3 种诊断方法——临床诊断、病理诊断(以光学显微镜检查为主,辅以电子显微镜检查及免疫病理检查做出诊断)以及免疫病理诊断(依靠免疫荧光或免疫酶标检查做诊断)。肾脏病临床与病理之间的关系比较复杂,同一临床表现可来自不同病理类型,同一病理类型又可呈多种临床表现,相互间缺乏固定规律。同样一种病,从不同角度(临床、病理、免疫)可下 3 种诊断。一般而言,病理诊断最有意义。

(2)制订治疗方案:如临床上的原发性肾病综合征,其病理上可有多种类型、不同病理改变的肾炎,在治疗效果及疾病转归上均不相同。如不进行肾穿刺检查,就不可能做出正确诊断,因此也就不可能有针对性地拟定出合理的治疗方案。

(3)肾穿刺检查可直观地发现肾小球变化情况,提示预后如何,指导正确的生活方式。

8. 肾穿刺活检术的概况

肾活检通常情况下叫做肾穿刺。为了明确疾病的病因病理,进一步确诊患者所患的具体病种,这时就需要做肾穿刺活检术,主要的原理就是从病人的肾脏取出一小块组织,然后通过各种手段对这块组织进行分析,从而对病人肾脏疾病的发生、发展有更加深入的了解,进而指导临床治疗。由于肾脏是一个血流丰富的实质性器官,因此肾穿刺活检术有一定的风险,但是近年来,随着科学技术的发展,影像学设备的更新及操作技能的提高,肾穿刺活检术的技术不断提高,并发症有所减少。现在主流的肾穿刺活检技术是让病人取俯卧体位,医生通过B超在腰部探查到肾脏的具体位置,在B超直视监控下使用穿刺枪进行快速穿刺取得肾脏组织标本,用时短,穿刺准确,安全性好。

今天经皮肾活检技术开展得较为广泛,它能

直接观察肾脏病的肾脏形态学的改变,并能进行系列的观察。由于穿刺技术的改进,免疫组化技术和电镜的应用,其诊断的质量也大为提高,已成为对肾脏疾病诊断、指导治疗和预后判断的一种重要手段,同时对多种肾小球疾病的病因、发展趋势等也做出了贡献。

9. 肾穿刺活检术的适应证

(1)原发性肾脏疾病:①急性肾炎综合征,肾功能能急剧坏转、可疑急进性肾炎时,应尽早穿刺;按急性肾炎治疗 2～3 个月病情无好转应做肾穿刺。②原发性肾病综合征,先治疗,激素规则治疗 8 周无效时肾穿刺;或先穿刺,根据病理类型进行有区别的治疗。③无症状性血尿,变形红细胞血尿临床诊断不清时,无症状性蛋白尿,蛋白尿持续大于 1 克/天,诊断不清时,应做肾穿刺检查。

(2)继发性或遗传性肾脏病:临床怀疑无法确诊时,或者临床已确诊,但肾脏病理资料对指导治疗或判断预后有重要意义时,应做肾穿刺。

(3)急性肾衰竭:临床及实验室检查无法确定其病因时,应及时穿刺(包括慢性肾脏病人肾功能急剧坏转)。

（4）移植肾：①肾功能明显减退原因不清时；②严重排异反应决定是否切除移植肾；③怀疑原有肾脏病在移植肾中复发。

10. 肾穿刺活检术前准备

（1）饮食：手术当天进食半流质，如肉松粥、汤面、馄饨、肉末、菜泥、小汤包子等，但不能进食过饱，也不能空腹。

（2）体位训练：练习术中所摆体位，即俯卧位，并在腹部垫以小枕。

（3）呼吸练习：练习吸气后屏气动作。

（4）加强床上进食训练：准备床上进食的用品，如吸管、勺子等。训练床上进食 3～5 次。

（5）加强床上大小便的训练。练习使用便器 3～5 次。

11. 肾穿刺活检过程的医患配合

（1）患者取俯卧位。腹部垫以小枕（约 10 厘米厚），充分暴露腰背部穿刺部位。

（2）患者术中配合医生，注意屏气。

（3）患者在术中尽量放松，避免紧张情绪。

（4）穿刺后过床时，患者注意避免用力，尽量放松全身。

12. 肾穿刺活检术后注意事项

(1)病人肾活检后,局部伤口按压数分钟后,平车推入病房。

(2)术后绝对卧床 6 小时,每半小时测血压、脉搏 1 次,4 小时后血压平稳可停止测量。若病人血压波动大或偏低应测至平稳,并给予对症处理。

(3)平卧 24 小时后,若病情平稳、无肉眼血尿,可下地活动。若病人出现肉眼血尿,应延长卧床时间至肉眼血尿消失或明显减轻。必要时给予静脉输入止血药或输血。

(4)术后嘱病人多饮水,以尽快排出少量凝血块,同时留取尿标本 3 次常规送检,术后无特殊情况可正常进食。

(5)卧床期间,病人应该安静休息,减少躯体的移动,避免引起伤口出血,同时应仔细观察病人伤口有无渗血并加强生活护理。

(6)应密切观察病人生命体征的变化,询问有无不适主诉,发现异常及时处理。

作为病人应该如何配合呢?首先术后 24 小时内应该尽量在床上进食和大小便,必要时医生和护士还可以采用导尿。另外,病人应该在术后多喝水,一方面可以增加尿量,另一方面可以通过观察尿的颜色来评估出血的多少。

由于肾穿刺技术的广泛开展,肾穿刺已成为肾科常见的操作之一,绝大多数情况下是安全的。肾穿刺术后要留意早期表现,如肾穿刺侧腰腹部持续性胀痛要注意是否局部有血肿出现,及时进行 B 超检查,及早发现,加强卧床以利于恢复。另外,极个别患者肾穿刺术后 1 周左右仍可见局部出血,带来潜在隐患,所以建议肾穿术后避免剧烈活动,以日常轻微活动为主。

13. 肾穿刺活检术后的并发症

(1)血尿:约有 $60\%\sim80\%$ 的病人出现不同程度的镜下血尿,部分患者可出现肉眼血尿,为了使少量出血尽快从肾脏排出,除绝对卧床外,应嘱病人大量饮水,应观察每次尿颜色的变化以判断血尿是逐渐加重还是减轻。血尿明显者,应延长卧床时间,并及时静脉输入止血药,必要时输血。

(2)肾周围血肿:肾活检后 24 小时内应绝对卧床,若病人不能耐受,应及时向病人讲解清楚绝对卧床的重要性及剧烈活动可能出现的并发症,以求得病人的配合。在无肉眼血尿且卧床 24 小时后，开始逐渐活动，切不可突然增加活动量，以避免没有完全愈合的伤口再出血，此时应限制病人的活动，生活上给予适当的照顾。术后 B 超检查发现肾周围血肿的病人应延长卧床时间。

（3）腰痛及腰部不适：多数病人有轻微的同侧腰痛或腰部不适，一般持续 1 周左右，多数病人服用一般止痛药可减轻疼痛，但合并有肾周围血肿的病人腰痛剧烈，可给予麻醉性止痛药止痛。

（4）腹痛、腹胀：个别病人肾活检后出现腹痛，持续 1～7 日，少数病人可有压痛及反跳痛。由于生活习惯的改变，腹带的压迫，加之病人大量饮水，可出现腹胀，一般无需特殊处理，对腹胀、腹痛明显者可给予解痉药等以缓解症状。

（5）发热：伴有肾周围血肿的病人，由于血肿的吸收，可有中等度发热，应按发热病人护理，并给予适当的药物处理。

（6）尿潴留：是一种常见的并发症。由于术后患者需要卧床 24 小时，需要在床上大小便，加之术后情绪紧张容易导致本症。一般采用热敷膀胱，多喝水增加尿量后均能解决。如排尿困难可行导尿术引流尿液。但需要注意的是,部分出血较多的病人可能在膀胱内形成血块,容易尿路梗阻导致严重的尿潴留。后者应采取经皮膀胱穿刺导尿或三腔导尿管导尿反复冲洗膀胱,至患者出血终止为止。

(7)动静脉瘘:属于较为少见的并发症。肾活检后无法解释的高血压,腰腹部可闻及血管性杂音应考虑动静脉瘘,多普勒B超检查或肾动脉造影可确诊。多数患者能在1～2年内自行吸收,严重者可在选择性动脉造影时采用栓塞治疗。

14. 肾病综合征的病理

肾病综合征的病理改变有以下5种:微小病变肾病、膜性肾病、局灶节段性肾小球硬化、系膜增生性肾小球肾炎、膜增殖性肾小球肾炎。

王海燕教授对北京大学第一医院的1523例肾综患者进行病理类型谱分析发现,在年龄段14～44岁的肾综人群中,最常见的病理类型是微小病变(33.0%);在年龄段45岁以上的肾综人群中,最常见的病理类型是膜性肾病(37.9%～42.3%)。

1994—2001年,西班牙肾小球疾病登记系统的 2000 例资料显示,对于 15～65 岁的成人肾病综合征患者,最常见的病理类型是膜性肾病(24%),其次是微小病变(16%),局灶节段性肾小球硬化(12%),IgA 肾病(6%)。与北京大学的王海燕教授的报道基本一致。

南京军区总医院黎磊石教授回顾性分析南京总医院解放军肾脏病研究所 1979 年 1 月—2000 年 105559 例因肾脏疾病而行肾活检者的临床病理资料,发现肾病综合征(NS)1466 例占 26.37%,其病理类型依次为:系膜增生(MsP)29.3%,膜性肾病(MN)16.0%,IgA 肾病(IgAN)15.1%,IgM 肾病(IgMN)13.3%,而微小病变(MCD)3.3%。由此看来,肾病综合征的病理分布在不同的时空下,还是存在一定的差异。

15. 肾病综合征的危害

肾病综合征的患者因血浆蛋白偏低、免疫功能紊乱及糖皮质激素的应用,较常人更容易并发或加重感染,以呼吸道、泌尿道、皮肤感染为主,临床可见咳嗽、咳痰,尿频、尿急、尿痛,腹胀、腹痛,皮肤带状疱疹(俗称蛇串疮)等,个别患者是因感染而发现肾病综合征的。此外,肾综患者因血液浓缩、高脂血症等因素易发生血栓、栓塞并发症，其中肾静脉血栓最为常见，临床可见不对称肢体水肿，尿中可见持续性血尿，个别患者可以出现脑中风就诊而发现肾病综合征。肾病综合征患者尿蛋白长期不能得到控制（大于＞1克/24小时），可导致慢性肾衰竭，少数病人可因有效血容量不足导致急性肾衰竭。

另外，由于长期的低蛋白血症，机体会代偿性地合成大量蛋白，在合成蛋白的时候并不单纯地合成白蛋白，而是既合成白蛋白也合成脂蛋白，因此肾病综合征病人多伴有高脂血症，而高脂血症本身就是心脑血管疾病的危险因素，所以远期的危害还包括心脑血管疾病风险的增加。

16. **常见的继发性肾病综合征**

常见的继发性肾病综合征包括狼疮性肾炎、糖尿病肾病、乙肝相关性肾病、肿瘤相关肾损害等。狼疮性肾炎好发于生育期女性，在治疗上除了使用激素外，还根据肾脏病理的改变加用其他免疫抑制剂。乙肝相关性肾炎多见于青年男性，在治疗上应该优先治疗乙肝，一般不主张在初始治疗的时候使用激素。中老年人多见糖尿病肾病、肿瘤相关性肾损害。糖尿病肾病的治疗以控制血糖、血压、减少尿蛋白为主,一般不使用激素。

（三）肾病综合征如何自我诊断

肾病综合征的主要特征是"三高一低",即高尿蛋白、高脂血症、高度水肿和低蛋白血症。大量（高）蛋白尿（一天内尿蛋白定量大于 3.5 克）、低蛋白血症（血浆白蛋白在 30 克/升以下）、高脂血症和不同程度的水肿,其中前 2 项是诊断必需的条件。

细心的读者会发现,实际上前面提到的 4 个诊断标准中,有 3 个都是需要到医院抽血或留尿检查才能明确的,因此如果你发现出现前面讲到的肾病综合征的早期症状,即肢体水肿、尿中泡沫、尿量改变、抵抗力下降,就应该立即到医院就医。

（四）肾病综合征患者如何自我管理

肾病综合征属于自身免疫性疾病,有以下几个特点是值得重视的:①本病的治疗持续时间约半年到 1 年,大部分治疗时间在门诊;②治疗方案可能根据患者的既往治疗效果多次更改;③治疗过程中有大量的检查资料提示了病情的变化,对病情的严重程度及治疗方案的选择有关键作用，例如肾穿刺活检的报告、24 小时尿蛋白定量检查的结果等；④本病的治疗需要既往的病史资料、病理结果、用药过程等病历资料来评估疗效，制订下一步治疗方案。

由于上述原因，建议患者妥善保管所有资料，可以将相关资料数据及用药过程做成列表。对于肾病综合征的病人，24 小时尿蛋白定量、尿蛋白、血浆白蛋白、血肌酐、尿蛋白肌酐比应该按照时间顺序做成列表。激素及免疫抑制剂服用的起止时间、服用的剂量、服用后的效果也应该按照时间顺序做成列表。下面提供一个表格供各位参考。

肾病综合征病程记录表

日期	24 小时尿蛋白	尿蛋白	血浆白蛋白	血肌酐	尿蛋白肌酐比	用药以及其他
2013-06-26	4.0克/24 小时	++++	16 克/升	56 微摩尔/升	3.8	行肾穿刺活检术提示：微小病变
2013-06-27	未查	未查	未查	未查	未查	开始泼尼松60 毫克，每日 1 次

续表

日期	24 小时尿蛋白	尿蛋白	血浆白蛋白	血肌酐	尿蛋白肌酐比	用药以及其他
2013-07-27	0.5 克/24 小时	＋	32 克/升	45 微摩尔/升	0.8	水肿消退。泼尼松 55 毫克,每日 1 次
2013-08-27	未查	－	未查	未查	0.9	无水肿。泼尼松 50 毫克,每日 1 次
2013-09-27	0.3 克/24 小时	－	42 克/升	42 微摩尔/升	0.5	无水肿。泼尼松 45 毫克,每日 1 次
……						

二 个人调理攻略

（一）起居有时，劳逸结合

有规律的起居生活是健康的重要保证。《参考消息》中瑞士一份研究报告说："世界人口中，只有 25％ 的人口的长寿健康，是由遗传因素决定的。对其他人来说，长寿健康则取决于他们的生活方式。"这项研究指出，有规律的工作和就寝时间，以及保持生活有序，有助于延长寿命和健康。肾病综合征患者因低蛋白血症、长期应用激素等原因，免疫力较健康人下降，更应顺应四季的变化规律，养成良好的起居习惯，避免熬夜、疲劳等因素造成疾病的加重或复发。

肾病综合征病程较长，现代医学对慢性肾病主张静养，对一般病人要求卧床休息，对严重蛋白尿患者强调绝对卧床休息。但肾综患者常处于高凝状态，长期利尿使循环血容量下降、血液浓缩，容易并发血栓形成,以肾静脉、下肢静脉血栓为主,所以在疾病的缓解期,建议病人进行适当的运动,激发人体自身抗病免疫机制,提高自身抗病能力,同时能有效改善患者的压抑状态。

提示:

1. 在睡眠中,我们的身体几乎完全处于静止状态,刚醒来时身体也会相应不灵活,晨练前要做好充分的准备,以免导致身体不适。

2. 运动后建议 20 分钟后再进行温水淋浴。

3. 运动后不要立即喝水。

患者可根据自身情况拟定适当的运动调养方案:

(1)时间、地点适宜:夏季天气炎热,阳光照射时间长,肾综患者本身免疫功能低下,应避免中午或阳光强烈时进行户外活动,以免造成皮肤炎症。冬天天气湿冷,应避免雨天、刮风天到户外活动,以免邪气侵袭。

(2)量力而行:急性期患者,特别是水肿较重的患者,应以卧床休息为主,但长时间卧床对疾病无益,建议床上或床边小范围活动,如床边缓慢走动、按摩、深呼吸等,加速人体血液循环。缓解期患者可进行一些户外活动,但避免过于剧烈,可选择散步、缓慢骑自行车及一些传统的健身方法,如太极拳、太极剑、八段锦等。

(3)循序渐进,持之以恒:肾病综合征患者身体相对虚弱,容易精神疲倦,故开始时运动强度不宜太大,持续时间不宜过长,根据自身情况,逐步增加运动量。病人制订适合的运动方案后,应坚持定期锻炼,持之以恒,不可半途而废。

(二)食疗养生,补肾益精

1. 慎用高蛋白饮食

尽管肾病综合征患者有大量尿蛋白丢失和低蛋白血症,但不建议使用高蛋白饮食,因为高蛋白饮食不但不能使肾病综合征患者血中白蛋白浓度升高,反而加重蛋白尿,损伤肾功能。在肾病综合征极期[严重低蛋白血症,血浆白蛋白小于 20 克/升,大量蛋白尿(大于 10 克/天)],应适当增加饮食中的蛋白质,建议每日每千克体重 1.2～1.5克;一般肾病综合征患者推荐正常蛋白摄入约每日每千克体重 1.0 克蛋白饮食,其中动物蛋白占2/3,植物蛋白占 1/3;不推荐对肾功能正常的肾病综合征患者低蛋白饮食;伴有肾功能不全的肾病综合征患者建议使用低蛋白饮食(每日每千克体重 0.6～0.8 克)或极低蛋白饮食(每日每千克体重 0.3 克),同时加用必需氨基酸。

2. **脂肪摄入应限制**

肾病综合征患者常伴有高脂血症,因此限制动物脂肪是有益的。特别对富含胆固醇的食品(如鱿鱼、虾、蟹、肥肉、蹄筋、动物内脏等),应予控制。

3. **足量的碳水化合物**

补足能量防止氨基酸氧化,建议每日每千克体重 35 千卡,但如患者肥胖,可适当降低。

4. **盐适当限制(建议每日 3 克)**

盐有强大的保水功能,过多的盐分摄入会导致体内的水分积聚,加重水肿和高血压,因而控制盐的摄入是控制水肿和高血压的先决条件。

5. **给予足够的水溶维生素和适当补充微量元素**

补肾中药如淫羊藿、仙茅、肉苁蓉、锁阳、狗脊均含有钙、锌等微量元素,因此配合中药治疗,既可补充需要,又能增进食欲,改善体质。

6. 饮食宜忌

不宜多食酸、甜、苦、咸及生冷之品；少食蛋黄、鱼子、肉皮及动物内脏；忌食虾、蟹、腌制品；不宜饮酒、吸烟。

7. 并发急性肾衰竭患者的特殊要求

血磷高者忌食高磷食物，如奶制品（牛奶、干酪、奶油）、鸡蛋黄、肉类（特别是脑、肾、猪肝、瘦牛肉、瘦猪肉、肉汤）、鱼类（沙丁鱼、黄鱼、带鱼、对虾）；干果、硬果（核桃、花生等）；可以食用低磷食物，如豆油、凉粉、冬瓜、麦淀粉、猪排骨、鸡蛋白、苹果、番茄等。

血钾高者忌食：水果：香蕉，葡萄，西瓜，杏子，橘子，哈密瓜，甜瓜，干红枣；蔬菜：菠菜，香菜，苋菜，油菜，甘蓝，黄瓜，韭菜，大葱，青蒜，莴苣，土豆，山药，鲜豌豆，毛豆，芋头，土豆，蘑菇，香椿，百合，榨菜，黄花菜，干花生；海产品类：紫菜，海带，虾皮，鲳鱼，泥鳅；粮食：荞麦，玉米，黄豆，黑豆，绿豆；茶叶；食醋；麦乳精等。

食疗是利用食物性味方面的偏颇特性，针对性地用于某些疾病的辅助治疗，调整人体阴阳，使之趋于平衡，达到"有病治病，无病强身"的目的。

肾病综合征患者可根据自身的症状、体质选择适当的食材,通过食疗达到利水消肿、健脾补肾的功效。下面介绍一些常用的食疗方。

(三) 补肾靓汤

1. 牛膝杜仲甲鱼汤

配方:怀牛膝、川杜仲各 20 克,甲鱼 150 克,精盐、味精适量。

制法:先将怀牛膝、川杜仲洗干净,用水煎煮,煎好后去渣。将甲鱼去杂洗净,切成小块,放入药汁中,再加水适量,炖煮至肉熟,加入调味品既成。

服法:食肉喝汤,每次 1 碗,每日早晚 1 次。

功效:本方滋阴养血、补肝肾,强腰膝。

适用人群:用于肾病综合征腰膝酸软,夜尿偏多患者。

2. 五味杜仲炖羊肾汤

配方:羊肾 2 个,杜仲 20 克,五味子 6 克。

制法:羊肾切开去脂膜,洗净切片。杜仲、五味子分别洗净。将以上用料一起放入炖盅内,加开水适量,用文火炖 1 小时,调味食用。

服法:每日 1～2 次。

功效:温肾涩精,收摄蛋白,强筋健骨。

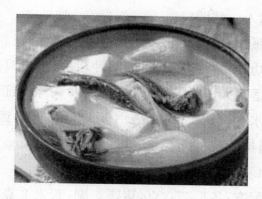

适用人群：用于肝肾虚寒之肾病综合征，症见腰脊冷痛、足膝无力、阳痿遗精、小便频数、时有头晕耳鸣等。

3. 山药扁豆芡实汤

配方：干山药 25 克，扁豆 15 克，芡实 25 克，莲子 20 克，白糖少许。

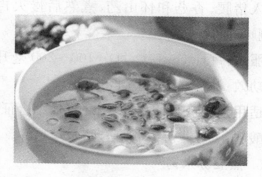

制法：将以上 4 味共入锅中，加水适量，炖熟

27

后,调入白糖即成。

服法: 每日 1 剂,连用 5 剂为 1 个疗程。

功效: 健脾补肾,祛湿消肿,收摄蛋白质。

适用人群: 用于脾肾两虚之肾病综合征,症见两足水肿、腰部酸痛、蛋白尿、面色苍白、四肢不温、精神不振、食欲不佳等。

4. 冬瓜腰片汤

配方: 冬瓜 250 克,猪腰 1 副,薏米 9 克,黄芪 9 克,怀山药 9 克,香菇 5 个,鸡汤 10 杯。

制法: 将用料洗净,冬瓜削皮去瓤,切成块状,香菇去蒂。猪腰对切两半,除去白色部分,再切成片,洗净后用热水烫过。鸡汤倒入锅中加热,先放姜葱,再放薏米、黄芪和冬瓜,以中火煮 30 分钟,再放入猪腰、香菇和怀山药,煮熟后慢火再煮片刻,调味即可。

服法: 每日 1～3 次,每次 100～200 毫升。

功效: 补肾强腰,利湿降压。

适用人群: 用于湿热内困之肾病综合征,症见腰膝酸软、下肢水肿、高血压、眩晕耳鸣等。

5. 黑豆苏木汤

配方: 黑豆 50 克,苏木 20 克,红糖少许。

制法:将黑豆炒熟研末,加苏木共煎取汁,加红糖适量饮用。

服法:每日 2 剂,连续 3～6 周。

功效:行气活血,通络止痛。

适用人群:用于肾病综合征肢体疼痛,或合并下肢静脉血栓形成者。

6. 花生猪尾汤

配方:猪尾 1 条,花生米 60 克。

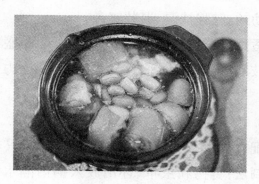

制法:将猪尾刮洗干净,斩小段。花生米洗净,与猪尾同入沙煲内,加清水适量,武火煮沸后,改用文火煲至花生米烂熟,调味食用。

服法:晚、中餐前服用,1 周 3～5 次。

功效:健脾和胃,益肾利水。

适用人群:适用于肾病综合征日久不愈属脾

肾两虚者,症见面色苍白、腰痛无力、下肢水肿。

7. 蒜头花生汤

配方:花生米 150 克,大蒜(大蒜食品)头100 克。

制法:花生米洗净,大蒜头去衣洗净一起放入沙煲内,加清水适量,武火煮沸,再改用文火煲至花生米烂熟,调味食用。

服法:晚、中餐前服用,1 周 3～5 次。

功效:健脾祛湿,退肿解毒。

适用人群:适用于肾病水肿、脾虚湿盛者,症见四肢困重、下肢水肿、饮食无味、神疲乏力、小便不利。

8. 冬虫夏草怀山鸭汤

配方:虫草花 15 克,怀山 20 克,鸭 1 只。

制法:将鸭和虫草、怀山放入锅内隔水炖熟,加点调味即可。

服法:每周可食用一两次。

功效:滋阴补肾。

适用人群:适用于因肾阴不足而导致的失眠、耳鸣、腰膝酸痛、口干咽燥等。

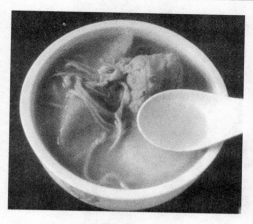

9. 鹿茸枸杞猪腰子汤

配方: 鹿茸 10 克,枸杞子 25 克,猪腰 2 个

制法: 猪腰子去内膜,切碎,放入锅中,加生姜小炒至熟,与鹿茸、枸杞放入锅内隔水炖熟,调味即成(进食时可加半匙白酒)。

服法: 每周可食用一两次。

功效: 温补肾阳。

适用人群: 适用于因肾阳亏损而造成的头晕、耳鸣、疲倦无力、怕冷等。

10. 黄芪炖母鸡

配方: 炙黄芪 120 克,嫩母鸡 1 只(约 1000克)。

制法: 将鸡去毛及内脏,纳黄芪于鸡腹中,文

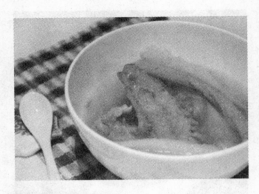

火炖烂,放食盐少许。

服法：可佐餐食用,每周 2～4 次。

功效：益气利水消肿。

适用人群：适用于疲倦、乏力,双下肢水肿者。

11. 山药香菇炒瘦肉

配方：山药、香菇各 50 克,瘦猪肉 150 克,淀粉、酱油、料酒、植物油、葱、姜、椒粉、青椒、麻油、食盐、味精各适量。

制法：将山药、香菇洗净、切丝;猪瘦肉洗净、切丝,用淀粉、酱油、料酒拌匀。锅中放植物油适量,烧至七八成熟时,用葱姜爆香,下猪肉炒至变色,而后下山药、香菇及椒粉、青椒适量,炒至熟后淋上麻油,食盐、味精少许调味即可。

服法：可每日 1 次,连续服用 3～5 周。

功效：益气和血，降脂祛腻。

适用人群：用于肾病综合征血脂升高，肢体困重，食欲不振，纳差食少，小便短少，大便溏薄。

12. 马鹿胎粥

用料：马鹿胎10克，粳米50克。

制法：将马鹿胎以酥油煎至黄脆，研成细末，与洗净的粳米一同放入锅内，加水适量，按常法煮粥，煮至米熟烂即可。

服法：可每天早晚佐餐温热服食。

功效：益肾壮阳，补虚生精。

适用人群：可用于肾病综合征肾精亏虚者。

13. 韭菜粥

配方：鲜韭菜30～60克（或韭菜籽5～10克），粳米100克，食盐少许。

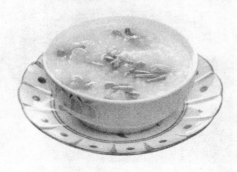

制法:先将韭菜洗净后切成细丝(或将韭菜籽研成细末),再将粳米洗净加水煮沸后,再放韭菜丝(或韭菜籽)和少许食盐,继续炖煮成稀粥,即可使用。

服法:可做早、晚餐食用。

功效:温肾散寒,补虚壮阳。

适用人群:用于肾病综合征肾阳不足者,症见畏寒、腰膝酸软、耳鸣、尿频等。

14. 茯苓赤小豆粥

配方:茯苓 25 克,赤小豆 30 克,大枣 10 枚,粳米 100 克。

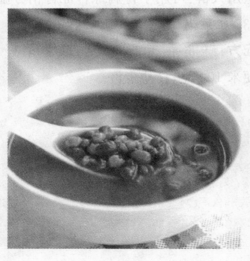

制法:先将赤小豆冷水浸泡半日后,同茯苓、大枣、粳米煮为粥。

服法:早晚餐温服食。

功效:利水消肿。

适用人群:适用于颜面及双下肢水肿者。

15. **玉米赤豆茶**

配方:玉米 50 粒(或玉米须 10 克),西瓜皮、冬瓜皮、赤小豆各 30 克。

制法:上 4 味,加水煎煮。

服法:随意,可代茶饮。

功效:利水消肿。

适用人群:用于肾病综合征水肿、小便不利。

16. **乌梅莲子饮**

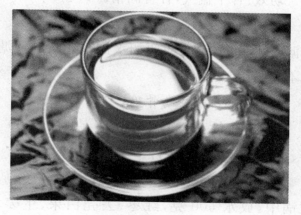

配方:乌梅 15 克,莲子 120 克。

制法:上 2 味,3 碗水共煎成 2 碗。

服法:可随意饮用。

功效:补肾固涩止血。

适用人群:可用于肾病综合征血尿患者。

17. 核桃粥

配方:核桃仁 20 克,粳米 75 克。

制法:先把核桃仁捣烂如泥,加水研汁去渣,然后将洗净的粳米加水同入锅中,用小火烧至稠浓成粥即可。喜食甜者,也可加入冰糖。煮粥时一定要用小火熬制,至稠浓时食用。

服法:可随意饮用。

功效:补中益气,补肾固精。

特别提示:核桃仁有小毒,用量不宜过大。有时溏时泄、便意频频或便如水样等症状的便溏病人不宜服用。

18. 红枣白果炖乌骨鸡

配方:乌骨鸡 1 只,鸡枣 50 克,白果 50 克,姜、葱、盐、味精料酒少许。

制法:将白毛乌骨鸡宰杀去内脏洗净,放入大锅中,放水 500 克,红枣、去壳白果、生姜块、葱、料酒等,用旺火烧沸后撇去浮沫,改用小火长时间炖烧(约1小时),至鸡肉骨能脱开,加入盐、味精、拣去葱、姜即成。乌骨鸡不宜腹部开膛。烹调时方能保持皮肉收缩一致。鸡尾部不宜食用。

服法: 可随意饮用。

功效: 补肾强肝,补气益血。

适用人群: 气血亏虚患者,症见疲倦乏力、面色㿠白等。

(四)自我按摩,增强体质

1. 按摩肾区

起床、临睡前,取坐位,两足下垂,宽衣松带,腰部挺直,以两手掌置于腰部肾俞,上下加压按摩肾区各30次,再顺旋转、逆旋转按摩各30次,以局部感到温热感为佳。

2. 按摩腹部

起床、临睡前,取卧位或坐位,双手叠掌,将掌心置于下腹部,以脐为中心,手掌绕脐顺时针按摩40圈,再逆时针按摩40圈。按摩的范围由小到大,由内向外,力度由轻到重,以自我能耐受、感觉舒适为宜。

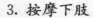

3. 按摩下肢

按摩部位以脾经、肾经为主,手法以直线做上下或来回擦法为主,可在足三里(外膝眼下 3 寸,胫骨前脊外 1 横指)、阳陵泉(腓骨小头前下方凹陷中)、阴陵泉(胫骨内侧髁下缘凹陷中)、三阴交(内踝高点上 3 寸,胫骨内侧后面缘)等穴位上各按压、揉动 3 分钟。

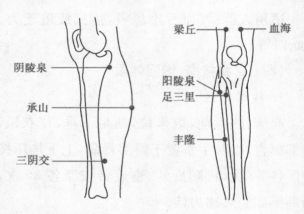

4. 按摩涌泉

该穴位于足底(去趾)前 1/3,足趾屈曲时呈凹陷处。采用按压、揉擦等按摩方法,左右手交叉进行,各穴按摩 10 分钟,每日 1~2 次,也可借助足按摩器或钝性物体进行自我按摩。

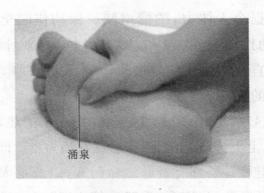

涌泉

（五）强身保健操，增强体质，防止复发

（1）端坐，两腿自然分开，与肩同宽，双手屈肘侧举，手指伸向上，与两耳平。然后，双手上举，以两肋部感觉有所牵动为度，随后复原。可连续做3～5次为一遍，每日可酌情做3～5遍。做动作前，全身宜放松。双手上举时吸气，复原时呼气，且力不宜过大、过猛。这种动作可活动筋骨、畅达经脉，同时使气归于丹田。

（2）端坐，左臂屈肘放两腿上，右臂屈肘，手掌向上，做抛物动作3～5遍。做抛物动作时，手向上空抛，动作可略快，手上抛时吸气，复原时呼气。

（3）端坐，两腿自然下垂，先缓缓左右转动身体3～5次。然后，两脚向前摆动10余次，可根据个人体力,酌情增减。做动作时全身放松,动作要自然、缓和,转动身体时,躯干要保持正直,不宜俯仰。此动作有活动腰膝、益肾强腰的作用。

(4)端坐,松开腰带,宽衣,将双手搓热,置于腰间,上下搓磨,直至腰部感觉发热为止。此法可温肾健腰。腰部有督脉之命门穴,以及足太阳膀胱经的肾俞、气海俞、大肠俞等穴,搓后感觉全身发热,具有温肾强腰、舒筋活血等作用。

(5)双脚并拢,两手交叉上举过头,然后,弯腰,双手触地,继而下蹲,双手抱膝,默念"吹"但不发出声音。如此,可连续做 10 余遍。

(六) 适度药养,提高疗效

在日常生活中,患者可配合使用适量中成药、膏方等,急性期可增强疗效,减少西药副作用,缓解期可增强体质,防止疾病复发。如肾阴不足,阴虚内热者可服用知柏地黄丸,肺肾气虚者可服用金水宝胶囊等。

(七) 冬季养肾秘籍

道法自然,人顺四时。养生的首要原则就是要顺应春生、夏长、秋收、冬藏的规律。

中医认为,春气和肝气相通,夏气与心气相通,秋气与肺气相通,冬气与肾气相通。冬天天气寒冷。寒与肾相应,最易耗伤肾的阳气。肾的阳气一伤,容易发生腰膝冷痛、易感风寒、夜尿频多、阳痿遗精等疾病;肾阳气虚又伤及肾阴,肾阴不足,则咽干口燥、头晕耳鸣等症状随之而生。因此,冬季注意对肾脏的保养十分重要。

肾为先天之本,生命之根。现代研究认为,肾气与人体免疫功能有着密切的关系。冬天养肾不仅能增强人体抵御寒冷的能力,而且还可提高人体免疫力和抗病力,延缓衰老。

肾主纳气,与肺司呼吸的功能相辅相成。肺为气之主,肾为气之根,肾有摄纳肺所吸入的清气,防止呼吸表浅的作用。肾的纳气功能正常,则呼吸均匀和调;肾不纳气,即可出现动辄气喘、呼多吸少的病象。冬季是呼吸系统疾病高发季节,养肾有助于肺气呼吸,预防此类疾病。

肾主骨,齿为骨之余,冬天经常叩齿,有益肾、坚肾之功。肾生髓,其华在发,脑为"髓海",冬天要注意健脑,并加强秀发的养护。肾在液为唾,冬日以舌抵上腭,待唾液满口后,慢慢咽下,能够滋养肾精。肾之经脉起于足部,足心涌泉为其主穴,冬夜睡前最好用热水泡脚,并按揉脚心。肾与膀胱互为表里,肾中精气有助于膀胱尿液的蒸腾汽化,老年人冬日养肾,具有缩尿之功,可减少夜尿频多的现象。膀胱经脉行于背部,寒邪入侵,首当其冲,故冬天应注意背部保暖,穿件棉或毛背心,以护肾阳。

适度运动也对养肾大有裨益,可使肾中精气更为充盛。比如:坐着看书、看报时,可缓缓地左右转动身体5~6次,然后双脚自然地前后摆动数十次。中医认为"腰为肾之府",常练此动作,对腰膝有益;也可将手掌搓热,置于腰间,上下摩挲,直至腰部感觉发热为止。医学上说,腰部有督脉之命门穴,以及足太阳膀胱经的肾俞、气海俞、大肠俞等穴,搓后全身发热,具有温肾壮腰、舒筋活血等作用。

冬季养肾,除了起居有时、适度运动之外,饮食调理也很重要。冬天可适进如羊肉等滋肾壮阳的食物,这对素体虚寒、阳气不振者尤其有益。对于肾之阴精亏少、阴阳渐衰的中老年人来讲,还可配食乌龟、甲鱼等护阴之品,以求阴阳平衡。黑色食品能入肾强肾,冬宜食"黑",可择食黑米、黑豆、黑芝麻、黑木耳、黑枣、蘑菇、乌骨鸡、海带、紫菜等食物。不少干果和坚果具有补肾养肾功效,如核桃、板栗、松子、榛子等,冬天食用正合时宜。上述食物还兼具健脑、乌发的功效。

需要注意的是,咸味入肾,可致肾水更寒,寒凉之品则易损元阳,故冬令饮食不可过咸,并忌寒凉。

(八) 常见误区

1. 饮食误区

肾病综合征的患者饮食上讲究低盐、低脂、高纤维的原则,对于肾功能正常的患者,提倡优质蛋白饮食,肾功能不全者,则需适当限制蛋白的摄入。在日常生活中,患者及家属在饮食上往往有以下几个误区:

(1)过度低热量、低蛋白饮食:水肿、低蛋白血症、高脂血症是肾病综合征患者的主要临床表现,因此,在饮食上,医生建议患者低盐、低脂饮食。但是肾病的患者需保证足够的热量,肾功能正常者每日每千克体重摄入蛋白质为 1～1.2 克,建议摄入优质蛋白,如鱼、鸡蛋、瘦肉等;即使是合并肾功能不全的患者,也不是禁止摄入蛋白质,如果什么蛋白质食品都不吃,长时间会导致营养不良。患者及家属在控制饮食摄入时一定要控制好度,不可过度低热量、低蛋白。

(2)强调营养,饮食单一:目前各医院越来越重视慢性肾脏病的管理,患者也越来越多地关注饮食营养对于疾病的重要性,但是绝大多数肾病患者只是单纯留意了营养,而忽略了饮食合理搭配的重要性。在每日菜谱中,尽可能做到水果、蔬菜、肉类的不同搭配,每日最好可以选取 5 种不同颜色的蔬菜瓜果,均衡各矿物质、纤维营养。

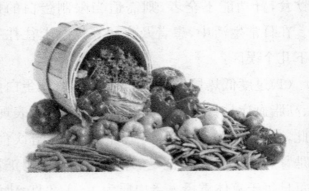

（3）"盐"的认识：绝大多数肾综的患者都深知限制食盐的摄入对自身健康的重要性，在日常烹饪中也尽可能减少食盐的使用。其实，食盐对身体的危害主要取决于体内钠离子的潴留，而钠不仅仅存在于我们日常烹饪的食盐当中，它作为食物添加剂、防腐剂广泛存在于方便面、腌制品、罐头等食品中。因此，建议患者最好食用未经加工的天然食品或含盐低的食物。而实际生活特别是城市生活中，想要找到未经加工的天然食材恐怕相当困难。考虑到钠盐多为水溶性物质，可在使用食材前对食材进行浸泡，以便食材析出一部分盐分。当然这会影响食材的味道。但是为了治病，一点点的牺牲在所难免。

2. 锻炼误区

在疾病的各个阶段，病人应自我评估，选择适合的运动量、运动方式和运动时间，过度运动，带病运动，或在不适宜的环境下运动反而会加重疾病的发展。肾病综合征重度水肿时应以休息为主，水肿消退后应适当运动预防血栓形成，但要防止过度运动导致抵抗力下降而诱

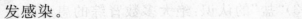

发感染。

3.用药误区

很多肾病综合征的患者存在着用药误区,主要表现为以下几个方面:

(1)滥用抗生素:肾病综合征患者一方面由于免疫球蛋白等物质从尿中大量丢失,另一方面因长期激素治疗削弱了机体的抵抗力,因此易有感染出现,而感染又是肾病综合征发病的诱因,也是肾病综合征的常见并发症。一旦发生感染,包括感冒、腹泻等,必须积极治疗,否则可能引起感染扩散或使疾病加重,故许多患者经常预防性使用抗生素。然而长期不规则使用抗生素会进一步削弱患者的体质,且容易导致耐药菌株的产生及发生菌群失调、二重感染,严重危害健康。建议患者征求医生意见,具备抗生素使用指征后合理使用抗生素。

(2)不规律使用激素:激素在肾病综合征患者中应用十分广泛,然而长期糖皮质激素应用可引起水、盐、糖、蛋白质和脂肪代谢紊乱,出现类肾上腺皮质功能亢进症,出现满月脸、水牛背、高血糖、高血压等表现。在这里要告诫病友遵医嘱规律服用激素至关重要,随意减量会带来许多问题:如激素减量太快或突然停药,可能使原有症状迅速出现或加重,称为"反跳现象",严重可出现"肾上腺危象"(出现烦躁、头痛、厌食、痉挛性腹痛),甚或严重失水出现血压下降、呼吸加速等,严重可危及生命。

(3)滥用利尿剂:水肿是肾病综合征的重要临床表现之一,医生给予患者利尿剂进行对症治疗之前一般会评估患者有效循环血量及体内电解质情况。患者因为水肿或尿量减少而随意使用或加用利尿剂可引起水电解质失衡,严重者可因低血容量性休克、心律失常等危及生命。

(4)滥用滋补药物:肾病综合征往往因为呼吸道、泌尿道、消化道感染诱发,因此,许多肾综患者认为滋补的药物可以提高自身抵抗力,减少疾病的复发。但需注意,滋补要看准时机,在急性期(大量蛋白尿、低蛋白血症、水肿等症状尚未得到控制)不宜服用滋补药,否则会恋邪于内,适得其反;在疾病的缓解期,可适当服用滋补药物,改善体质,防止复发。

肾综患者需要注意的是,药物只是治疗疾

病的一个部分,我们应该首先改变自己的生活方式,比如高血压、严重水肿的患者应严格控制水、钠的摄入,同时应注意卧床休息,不宜长时间活动;伴有高脂血症的患者应注意低脂饮食,适当减少淀粉摄入。健康的生活方式、舒适的生活环境、适合的职业对肾综患者的康复起着十分重要的作用。

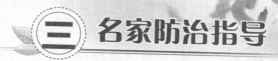

三 名家防治指导

（一）西医治疗

治疗原则以免疫抑制剂治疗为主，一般治疗及对症治疗为辅，主要治疗目的是减少甚至消除尿中漏出的蛋白质。

1. 一般治疗

（1）休息：严重水肿、体腔积液时应卧床休息；病情缓解后可适当活动，防止肢体静脉血栓形成。

（2）饮食治疗：限盐是治疗肾病综合征水肿的基本措施，水肿时摄钠量应小于3克/天；蛋白的摄入量多主张肾功能正常者以每日每千克体重1.0克为宜，肾功能不全者予以优质低蛋白饮食；脂肪的摄入宜少进食富含饱和脂肪酸的饮食，多食含不饱和脂肪酸和可溶性纤维的饮食。

2. 对症治疗

（1）水肿治疗：根据患者反应适当选用利尿剂

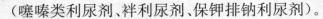

（噻嗪类利尿剂、袢利尿剂、保钾排钠利尿剂）。

（2）降压治疗：适时选用 ACEI、ARB 类药物。

（3）降脂治疗：视患者对免疫抑制治疗的反应而定。

（4）抗凝治疗：针对患者血栓栓塞发生的风险和应用抗凝剂后出血并发症发生的可能性进行评估，权衡使用。

3. 免疫调节治疗

（1）糖皮质激素：抑制炎症反应、免疫反应、醛固酮和抗利尿激素分泌，影响肾小球基底膜通透性等综合作用，发挥利尿、消除尿蛋白的疗效。使用原则：起始量要足（每日每千克体重 1 毫克，8～12 周）；减量要慢（约每 2 周减 1 片激素），维持用药要长（每日 10 毫克，半年至 1 年）。方法为早晨1 次顿服；副作用有感染、糖尿病、骨质疏松，消化道溃疡，皮质功能亢进综合征（满月脸、水牛背），皮肤疾病（痤疮、紫纹、多毛）和神经精神异常（神志改变、情绪波动、行为异常、失眠）。

（2）环磷酰胺：用量每日每千克体重 2 毫克，总量 6～8 克；副作用：肝损害、出血性膀胱炎、骨髓抑制、脱发、胃肠反应、性腺抑制等。

（3）环孢菌素A：抑制T辅助细胞和细胞毒T细胞。用量每日每千克体重3～5毫克，维持其血浓度谷值为100～200纳克/毫升。服药2～3个月后缓慢减量，共服半年左右。副作用：肝、肾毒性，并可致高血压、高尿酸血症、多毛及牙龈增生等。

（4）他克莫司：可抑制T、B淋巴细胞的增殖反应。剂量每日每千克体重0.05～0.1毫克，维持血清浓度在5～10纳克/毫升。副作用：肌肉震颤，血糖增高，一过性血肌酐增高，肝功能损害。

（5）吗替麦考酚酯片：选择性抑制T、B淋巴细胞增殖及抗体形成。常用量为每日1.5～2.0克，分1～2次口服，共用3～6个月，减量维持半年。副作用：不良反应相对小。但剂量大时，副反应会增加，如轻微胃肠道反应，主要有恶心、呕吐、腹泻、便秘及消化不良；骨髓抑制，包括贫血、白细胞减少及血小板减少；可引起机会性感染，最常见的是巨细胞病毒感染、带状疱疹及念珠菌感染。

上述免疫调节剂对机体的免疫功能有抑制作用，而且不同的药物可能有各自不同的副作用，因此使用这些药物的时候要严格遵循医生的指导，按时、按量及足疗程地进行服药,服药过程中应该严格遵循医生的嘱咐进行有关的检查,从而最大限度地减少药物不良反应的发生。

4. 按病理类型治疗

所谓病理类型是指通过肾穿刺活检术取出一部分肾脏组织,在显微镜下进行观察,了解到的肾脏具体病变的详细情况。病理类型就是对这些病变详细情况的总结,不同的病理类型有不同的发展趋势和不同的适用药物。

大部分初发的儿童肾病综合征属于微小病变型,对激素治疗敏感。由于儿童并未充分发育,肾脏体积较小,而且在肾穿刺过程中与医生配合较差,导致儿童肾穿刺活检的风险较成人大得多。所以一般儿童新发的肾病综合征主张先用激素治疗,如疗效不好再行肾穿刺活检术排除其他病理类型。

对于成年患者,由于肾病综合征的病理改变多种多样,对药物的反应不一,预后各异,而且肾病综合征的疗程较长,建议先进行肾穿刺活检,明确病理改变后再开始免疫抑制治疗。这样医生对病情的轻重、发展趋势以及免疫调节药物的选用将会更有把握。

　　具体的病理改变类型可分为以下几类,治疗方案概述如下,仅供了解之用,具体到每一个病人的治疗方案,应该由病人的主治医师结合病人的病史、就诊时的实际情况以及肾穿刺病理结果综合考虑后拟定。病人应该严格遵循医生的医嘱,切勿自行使用这些药物。

　　(1)微小病变肾病:选用糖皮质激素正规治疗,效果欠佳时可考虑加用免疫抑制剂,如环磷酰胺、环孢素或他克莫司、吗替麦考酚酯片等。

　　(2)膜性肾病:如 24 小时尿蛋白小于 4 克,予对症治疗;如 24 小时尿蛋白大于 4 克小于 8 克,可观察半年时间;如 24 小时尿蛋白大于 8 克,予激素联合免疫抑制剂。

　　(3)局灶性节段性肾小球硬化:选用激素正规治疗,16 周无效时可考虑加用免疫抑制剂。

　　(4)系膜增生性肾小球肾炎:选用激素正规治疗,8 周无效时可考虑加用免疫抑制剂。

　　(5)膜增殖性肾小球肾炎:可试用激素加免疫抑制剂。

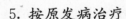

5. 按原发病治疗

对于继发性肾病综合征,应该先对其原发病进行治疗。部分原发病得以控制后,肾病综合征也会自行恢复。如糖尿病肾病引起的肾病综合征应该先控制好血糖、血压等,然后根据病人的情况使用 ACEI、ARB 类药物,配合低蛋白饮食进行治疗,但是需要注意的是,糖尿病肾病患者达到肾病综合征水平后其肾脏病变是不可逆转的,所有的治疗仅仅是延缓肾衰竭的速度而已;狼疮性肾炎的肾病综合征患者,应根据肾穿刺病理以及病人情况选择适合的免疫抑制治疗;乙肝相关性肾炎病人,应该优先治疗乙肝;肿瘤相关的肾病综合征如果肿瘤尚未扩散,应该对肿瘤进行清除。

(二) 中医治疗

1. 分型治疗

肾病综合征可表现为实证和虚证两大类,掌握各证候的特征,是正确治疗的基础和关键所在。

(1)正虚诸证

1)肺肾气虚证

证候特点：乏力自汗，易感冒，面浮肢肿，腰酸膝软，舌淡胖或舌边有齿痕，脉沉细。

治法：补肺益肾。

代表方：玉屏风散＋山茱萸、菟丝子、覆盆子。

常用药：黄芪，防风，白术，党参，山茱萸，菟丝子，覆盆子。

2）脾肾气虚证

证候特点：倦怠乏力，面浮肢肿，气短懒言，腰酸膝软。或自汗，易感冒。舌淡胖或舌边有齿痕，脉沉细。

治法：健脾益肾。

代表方：四君子汤加肾气丸。

常用药：党参，茯苓，白术，山茱萸，菟丝子，覆盆子，黄芪。

3）脾肾阳虚证

证候特点：倦怠乏力，面浮肢肿。畏寒肢冷，腰部冷痛，脘腹胀满，舌淡胖或舌边有齿痕，脉虚无力。

治法：温肾健脾。

代表方：实脾饮合真武汤。

常用药：熟附子，干姜，白术，茯苓，白芍，大腹

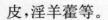

皮,淫羊藿等。

4)肝肾阴虚证

证候特点:手足心热,口干咽燥,心烦少寐,便结,尿短赤,舌红,少苔或无苔,脉弦细数。

治法:滋补肝肾。

代表方:六味地黄汤合二至丸。

常用药:熟地黄,山茱萸,泽泻,牡丹皮,茯苓,山药、女贞子、旱莲草等。

5)气阴两虚证

证候特点:神疲乏力,面浮肢肿,手足心热,咽燥口干,少气懒言,腰酸身重,或自汗,易感冒;心烦少寐,便结,尿短赤。舌嫩或胖,偏红,少苔,脉虚、细或偏数。

治法:益气养阴。

代表方:参芪地黄汤。

常用药:党参,黄芪,熟地黄,山茱萸,泽泻,牡丹皮,茯苓,山药等。

(2)邪实诸证

1)风水相搏

证候特点:起始眼睑水肿,继则四肢、全身亦肿,皮肤光泽,按之凹陷,易复发,伴有发热、咽痛、咳嗽等症,舌苔薄白,脉浮或数。

治法:疏风清热,宣肺行水。

代表方剂:越婢加术汤加减。

常用药物:疏风清热选用麻黄、生石膏、银花、连翘、薄荷;宣肺行水选用浮萍、泽泻、茯苓、生姜皮。

基本处方:麻黄 9 克,生石膏 30 克(先煎),白术 12 克,大枣 5 枚,浮萍 15 克,泽泻 18 克,茯苓 15 克,石韦 15 克,生姜皮 10 克。

加减法:偏于风热者,加板蓝根 18 克、桔梗 12 克,以疏解风热;偏于风寒者,加紫苏 12 克、桂枝 9 克,以发散风寒;水肿重者,加白茅根 15 克、车前子 15 克,以加强利水消肿。

2)湿热内蕴

证候特点:水肿明显,肌肤绷急,腹大胀满,胸闷烦热,口苦口干,大便干结或便溏,肛门灼热,小便短黄,舌红,苔黄腻,脉滑数。

治法:清热利湿,利水消肿。

代表方剂:疏凿饮子加减。

常用药物:清热利湿选用车前草、石韦、秦艽、苦参、白花蛇舌草、蒲公英;利湿消肿选用泽泻、茯

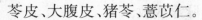

苓皮、大腹皮、猪苓、薏苡仁。

基本处方:泽泻 15 克,茯苓皮 18 克,大腹皮 12 克,秦艽 12 克,车前草 15 克,石韦 15 克,白花蛇舌草 15 克,蒲公英 15 克,苦参 10 克,甘草 6 克。

加减法:若伴有血尿者,可加白茅根 25 克、茜根 15 克、大小蓟各 15 克,以清热利湿、凉血止血。

3)水湿浸渍

证候特点:多由下肢先肿,逐渐遍及全身,下肢为甚,按之没指,不易恢复,伴有胸闷腹胀,身重困倦,纳少泛恶,小便短少,舌苔白腻,脉濡缓。

治法:健脾化湿,通阳利水。

代表方剂:五皮饮合胃苓汤加减。

常用药物:健脾化湿选用陈皮、茯苓、山药、白术、党参;通阳利水选用桂枝、生姜皮。

基本处方:桑白皮 15 克,陈皮 10 克,茯苓皮 18 克,生姜皮 10 克,白术 15 克,泽泻 15 克,猪苓 18 克,桂枝 6 克,石韦 15 克,益母草 15 克,大枣 5 枚。

加减法:若肿甚而喘者,可加麻黄 9 克、葶苈子 15 克,以利水平喘。

2. 中成药

(1)肾炎康复片或复方肾炎片:适用于肾虚兼湿热证者,每次 3～5 片,每日 3 次,疗程 8 周。

(2)黄葵胶囊:适用于湿热内阻者,每次 3～5 片,每日 3 次,疗程 8 周。

(3)雷公藤类制剂:适用于各型肾病患者,每日每千克体重 1 毫克,分 3 次口服。

(4)昆明山海棠类制剂:适用于肾虚风湿阻络者,每次 2 粒,每日 3 次口服。

(5)虫草类制剂:适用于各证型患者,每次 4 粒,每日 3 次,疗程 2 周。

3. 中医膏方

膏方又称"煎膏"、"膏滋",以其剂型命名,属于中医丸、散、膏、丹、酒、露、汤、锭 8 种剂型之一。"阴平阳秘,以衡为补"是制定膏方的主要原则,在中医辨证论治理论指导下,结合患者个体不同情况,利用药物的偏性,调畅人体气血阴阳,以平为期。冬季是服用膏方的最佳季节,同时也是补肾的最佳时机。肾综患者辨证为肾阴虚、肾阳虚或肾阴阳两虚者,均可通过膏方调节人体阴阳,增强

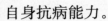

自身抗病能力。

4. 验方、便方

(1)黄芪 30 克,党参 15 克,当归 10 克,柴胡 5 克,丹参 20 克,芡实 15 克,仙茅 10 克,淫羊藿 10 克,凤尾草 10 克,山楂 15 克,甘草 5 克。水煎服。适用于原发性肾病综合征脾肾两虚者。

(2)黄芪 15~30 克,龟板 30 克,怀山药 15 克,薏仁 15 克,玉米须 30 克。水煎服。适用于慢性肾炎经治疗后病人症状基本消失,唯尿蛋白长期不除者。

(3)白茅根 30~60 克,生薏米 15~30 克,赤小豆 15~30 克。水煎服。慢性肾炎水肿,证属湿热伤阴者。

(4)黄芪 30~60 克,益母草 15~30 克,白茅根 30~60 克,大枣 10 枚。水煎,每日 1 剂,分次服。用于肾病综合征脾虚兼血瘀、湿热者。

(5)玉米须 60 克。水煎,分次服。用于肾病水肿、蛋白尿、高脂血症。

(6)清蒸鲤鱼:鲤鱼 1 条,去鳞皮及内脏,加入少许砂仁、薏苡仁、生姜、蒜。共放蒸笼中,不放盐蒸,每日食 1 条鱼。

(7)黄芪粥:黄芪 30 克,砂仁 3 克,赤小豆 9 克,糯米 30 克,金橘饼 2 枚。取水 600 毫升,先煎黄芪 20 分钟,去渣,入砂仁、赤小豆,煮 30 分钟后再加金橘饼,糯米煮成稀粥,分 2 次服,每日 1 剂,每次服药粥嚼橘饼 1 枚。

(8)水蛭粉:水蛭研细粉装胶囊,每次 1 克,每日 3 次,口服。

(9)黑大豆丸:黑大豆 250 克,山药 60 克,苍术 60 克,茯苓 60 克。共研细末,和蜜为丸,每服 6～9 克,每日 2～3 次。

(10)小叶石韦茶:小叶石韦 30 克,水煎代茶饮,每日服 2～4 次,连服数月。

(11)民间方:鲜车前草 60 克,鲜玉米须 60 克。水煎服,每日 1 次,连续服用。适用于肾病综合征湿热壅滞。

(12)田螺盐捣烂敷脐:有消退腹水和水肿之功。用法:将活田螺与盐捣烂炒热,放置于 9 厘米×9 厘米薄塑料膜上,敷脐下气海穴,外用绷带包扎,每日换 1 次,直至腹水消退为止。须注意防止烫伤。

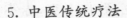

5. 中医传统疗法

(1) 体针疗法:取然谷穴,直刺,灸 3～5 分钟,留针 20～30 分钟,取章门穴,留针 20～30 分钟,以温肾助阳,化气行水。上肢肿,加偏历穴;下肢肿,加阴陵泉穴;足背肿,加商丘穴;尿少,加水分、中极穴;便溏,加天枢穴。或取水分、脾俞、肾俞、列缺、天枢、关元、足三里、复溜穴,平补平泻,留针20～30 分钟,10 天为 1 个疗程,具有温阳健脾、行气利水的功效。

(2) 耳针疗法:取肝、脾、肾、皮质下、膀胱、腹穴。每次选 2～3 穴,毫针浅刺,中等刺激,隔日 1次。适用于肾病综合征水肿明显者。

(3) 艾灸:取水分、气海、关元、神阙等穴位,点燃艾条,离皮肤 5 厘米左右施以回旋、雀啄灸等,

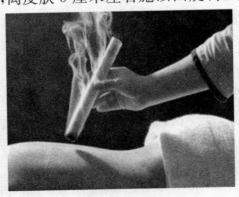

注意不要烫伤患者,以皮肤微微发红为度,15～20分钟。具有补肾、利水的功效。

(4)推拿:肾俞、命门、大肠俞、八髎、中脘、气海、太溪、涌泉。患者平躺,医生运用四指推法于肾俞、命门、大肠俞、八髎3分钟,接着揉按肾俞,以酸胀为度;揉按中脘、气海5分钟,接着按揉太溪、涌泉5分钟;嘱患者坐位,揉擦肾俞、命门、大肠俞、八髎,自上而下,以透热为度。

(5)贴敷疗法:药用蝼蛄,捣烂,敷神阙穴,可消水肿;也可用独头蒜5枚,田螺4个,车前子10克,先将车前子研为细末,与田螺、大蒜共捣,敷神阙穴,具有利水消肿的作用。

(6)中药沐足:红花、桂枝、毛冬青、当归各30克。方法:水煎后连药渣液倒入盆内,将双足浸入药液中浸泡,每日1次,每次20～30分钟,温度适

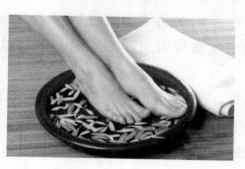

宜,不可过热烫伤皮肤,亦不可过凉引起感冒。具有活血化瘀,利水消肿的作用。

（三）康复

1. 饮食调养

康复的过程中,对病人饮食并没有明确的限制。但是考虑肾病综合征有复发的倾向。建议这类患者饮食应该清淡,且营养丰富。避免食用未经煮熟的食物进而诱发感染,导致肾病综合征复发。

2. 注意个人卫生

肾病综合征患者内衣裤要勤洗勤换,以宽松、柔软、舒适为宜,最好是纯棉织品。夏天应常洗澡,清洁皮肤以免痱、疖感染使疾病复发或加重,还应要注意灭蚊、蝇,防其叮咬使皮肤感染;冬天要注意常晒被褥、贴身衣物,室内通风换气,每天开窗应在 2～4 次左右,以保证室内空气新鲜,皮肤干燥引起瘙痒时忌用手用力搔抓皮肤,以免感染。

另外,应该注重口腔及皮肤护理。口腔和皮肤是外邪侵袭的通道,因此必须每日按时清洁口腔及皮肤,防止口腔及皮肤感染,床单污染后及时更换,保持室内清洁平整,保持空气清新卫生,避免病情加重或复发。

3. 舒畅情志,克服疾病

七情是中医病因中重要的一部分。现代医学也强调人体的健康和疾病与患者的性格特征、情绪状态、心理活动等因素密切相关。良好的情绪有利于调畅气机,使各脏腑功能得以正常,有利于肾综患者的康复;反之,不良的情绪可使气机升降失调、气血运行紊乱、脏腑功能失调,进而导致疾病的发生和加重。

由于肾病综合征治疗时间较长,并发症多,易反复发作,患者常出现悲观恐惧情绪,有时不配合治疗,甚至消极地抵制治疗措施,往往使病情长时间不能缓解或加重。家人或照顾者要多了解患者的情志变化,体贴关心患者,与其进行轻松的交谈,充分取得患者的信任,消除其不良情绪,让其树立战胜疾病的信心,积极配合治疗。使患者心情舒畅,才能达到调和气血,正气恢复的目的。可通过花鸟自娱,书法、阅读、弈棋等方式愉悦心情,巧妙地调节情志,建立战胜疾病的信心。

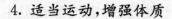

4. 适当运动,增强体质

适当的体育运动对疾病的恢复有益。如散步、打太极拳、练气功等。但应注意锻炼的时间,夏季以早晨及傍晚为宜,切不可在中午或阳光强烈时锻炼。冬季应在阳光下活动,切不可在阴冷、潮湿处锻炼。

(四) 预防

1. 预防感染和感冒

感染和感冒往往是肾病综合征复发的诱因,特别是儿童,所以在流行病流行期间,患者避免去公共场所和人群拥挤的地方;在气候变冷的季节,应做好保暖工作,避免受凉,一旦患上呼吸道感染,应及时就医,在医生指导下吃药,并保持室内

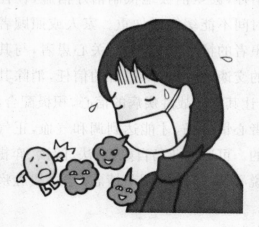

空气流通。儿童在夏天应该注意及时更换衣服，避免汗湿的衣服诱发感冒。

2. 合理安排休息

过度劳累可诱发或加重肾病综合征，对水肿明显有合并感染的患者应卧床休息不短于 2～3 周。待水肿消退、感染控制，可床上或下床走动，总休息时间不少于 3～6 个月。待病情恢复，激素疗程完成后，逐渐增加活动量，但亦应防止过劳。

3. 中医体操

适当加强身体锻炼，增强机体抗病能力，预防呼吸道、消化道感染及其他系统感染，但是应注意避免过度运动。

太极拳是以腰部为枢纽的一项缓慢运动，非常适合体质虚弱的中老年人锻炼。经常活动腰部，能使气血通畅，从而起到补肾的作用。

自我按摩腰部：两手掌对搓至手心热后，分别放至腰部，手掌向皮肤，上下按摩腰部，至有热感为止，早晚各 1 次，每次约 200 下，可温补命门，健肾纳气。

刺激脚心，经常按摩涌泉穴，可益精补肾，舒肝明目，清心宁神，促进睡眠，强身防早衰。对肾虚引起的眩晕、失眠、耳鸣、咯血、头顶痛有一定疗效。两手对掌搓热后,以左手搓右脚心,以右手搓左脚心,每日早晚各 1 次,每次搓 300 下。

缩肛平卧或直立,全身放松,自然呼吸。吸气时,做收腹缩肛动作;呼气时放松,反复进行 30 次左右。能提高盆腔周围的血液循环,促进性器官的康复,对防治肾气不足引起的阳痿早泄、女性性欲低下有较好功效。

4. 安排合理膳食

长期高蛋白饮食可促使残余肾单位处于高滤过状态,导致肾小球硬化,建议正常蛋白摄入;部分难治患者存在高脂血症,建议清淡饮食。

四 药食宜忌速查

(一)禁忌用药

1. 具有肾毒性的西药

目前临床广泛使用的西药中很大一部分都有不同程度的肾毒性,不规范服用西药引发急性肾损害的病例不在少数。可引起肾损害的西药分类如下:

(1)抗生素类:四环素族(含四环素、土霉素、金霉素等)、呋喃类(含呋喃妥因、呋喃西林等)、磺胺类、头孢噻啶(先锋Ⅱ)、萘啶酸、吡哌酸、诺氟沙星、链霉素、妥布霉素、头孢噻吩(先锋Ⅰ)、头孢唑啉(先锋Ⅴ)、羧苄青霉素、多黏菌素类、青霉素、氨苄西林、头孢氨苄(先锋Ⅳ)、头孢拉定(先锋Ⅵ)、林可霉素、克林霉素、立克菌星、两性霉素 B 等。

(2)非类固醇抗炎镇痛药:吲哚美辛、布洛芬、保泰松、吡罗昔康、阿司匹林、复方阿司匹林

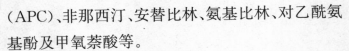

（APC）、非那西汀、安替比林、氨基比林、对乙酰氨基酚及甲氧萘酸等。

（3）肿瘤化疗药：顺铂、甲氨蝶呤、光辉霉素、丝裂霉素-C、亚硝基脲类、5-氟尿嘧啶等。

（4）抗癫痫药：三甲双酮、苯妥英钠等。

（5）麻醉剂：乙醚、甲氧氟烷等。

（6）金属及络合剂：青霉胺、依他酸盐等。

（7）各种血管造影剂。

（8）其他：环孢素 A、西咪替丁、别嘌呤醇、甘露醇、海洛因、低分子右旋糖酐等。

2. 具有肾毒性的中药

百姓通常会认为服用中药安全，无毒副作用，其实有些中草药服用过量、煎煮不到位或在禁忌情况下应用也会对肝、肾等器官造成损伤。目前常见的对肾脏有毒副作用的中草药有木通、草乌、益母草、苍耳子、鱼胆、天花粉、蜈蚣等。除上述中药外，尚有苦楝皮、牵牛子、金樱根、土贝母、马兜铃、土荆芥、使君子、威灵仙、大风子、芦荟等 200余种中草药均可引起肾脏损害，导致肾衰竭。陈皮等中药含钾较高，高钾、少尿、肾功能不全的患者应慎用。这里需要指出的是，中药的肾毒性和中药的用量、品种、炮制方法以及使用时间有关系，所以在使用这些中药的时候应在中医理论指导下，在《中华人民共和国药典》许可的范围内合理使用。

此外，肾病患者不能忽略药物过敏对肾脏的影响。药物引起的过敏反应可诱发机体免疫异常反应，加重病情，甚者可伤及肾间质，引起急性过敏性间质性肾炎，这种肾脏病比较难以辨别，导致延误治疗，最后引起终末期肾脏病，因此需要格外注意。

（二）饮食宜忌

（1）宜食清淡易消化食物，少食海鲜、牛肉、羊肉、辛辣刺激性食物、酒及一切发物如五香大料、咖啡、香菜等，尤其是阴虚的患者（舌红、脉洪大，盗汗、大便干、血尿等症），但阳虚的患者（舌淡苔白、脉沉，身寒肢冷、便稀）可酌情食用热性食物。

（2）宜食新鲜蔬菜和适量水果，适当饮水；慎用补品、补药及易上火食品如辣椒、荔枝、巧克力等，特别是阴虚内热（舌紫、脉滞，胸闷、腹胀等有瘀症）的患者。

（3）重度水肿应严格限盐，并限制蛋白食物过多的入量,少饮水。轻度水肿者,可稍放宽盐的摄入;无水肿,不限制饮水和蛋白食物的入量;镜下血尿及易上火者,可多饮水,多食苹果、白糖、黑芝麻、木耳等养阴降火的食品。

(4)尿毒症高血钾者,忌食高钾食品如香蕉、柑橘、土豆、西红柿、南瓜、茶叶、酱油、味精;血钾低的患者相反。

（一）专家答疑

1. 肾病综合征应怎么进行生活调养？

（1）起居护理：注意起居有序，劳逸适度、寒暖适宜，避免风寒侵袭，减少病情复发或加重的机会。还应坚持"动静结合"的原则，视患者病情轻重，进行适当的户外活动，或远眺蓝天白云，或近观花草树木，以养其性，以缓其神。

（2）饮食护理：肾病综合征患者除坚持必要的药物治疗外，更应重视饮食护理，合理应用限钠饮食与适量摄入蛋白质饮食，对本病患者尤为重要；为有效缓解高脂血症，应避免富含胆固醇的食物，而多进食不饱和脂肪酸食物，忌食辛辣刺激食物，并戒烟酒。

（3）情志护理：由于肾病综合征病程长，甚至为终身性疾病，并发症多，易反复发作，患者常出现悲观恐惧情绪,有时不配合治疗,甚至消极抵制治疗措施,往往使病情长时间不能缓解或加重。家人或照顾者要多了解患者的情志变化,体贴关心患者,与其进行轻松的交谈,充分取得患者的信任,消除其不良情绪,让其树立战胜疾病的信心,积极配合治疗。使患者心情舒畅,才能达到调和气血,正气恢复的目的。

(4)口腔及皮肤护理:口腔和皮肤是外邪侵袭的通道,因此必须每日按时清洁口腔及皮肤,防止口腔及皮肤感染,床单污染后及时更换,保持室内清洁平整,保持空气清新卫生,避免病情加重或复发。

(5)服药护理:指导病人出院后按时服药,不可自行用药,以防某些药如庆大霉素、卡那霉素等对肾脏的损害。

2. 激素可以随便停药吗?

不能。激素的用药原则是"起始足量,减量要慢,维持要长"。通常病人初治开始每天服用泼尼松1毫克/千克,8周后便需要减量,每2周减1片。减至每天大概0.5毫克/千克,改为将2天的药量,隔日晨顿服,以减少激素的不良反应。剂量越小,则减量越慢。当减至隔日服 2 片时,持续维持 12～18 个月。只有这样,才能减少复发。一些病人,特别是女性患者,担心激素会造成"满月脸"、"水牛背"等,一旦尿蛋白转阴,或偏听偏信他人有特效药治疗,突然停用激素。这可能引起激素撤减综合征,可出现乏力、肌肉痛、食欲不振、恶心呕吐等症状,甚至出现病情反复,反而要补充更大量的激素,造成不良后果。

3. 为什么医生会给血压不高的肾病综合征患者使用降压药物?

根据目前大量的临床研究表明,在病人可以耐受的血压范围内,应用抑制血管紧张素转化酶抑制剂(ACEI)、血管紧张素受体拮抗剂(ARB),可以同时起到保护肾脏、降低蛋白尿的作用。简单来说,长期的漏出蛋白将会导致肾功能损害,因此我们想方设法控制尿蛋白。对于某些有着特定病理改变如局灶节段性肾小球硬化和系膜增生性肾小球病的患者,使用 ACEI 和 ARB 类降压药在实现减压的过程中同时起到了降低尿蛋白的作用,还可以缓解局部病理改变。因此,即使病人的血压不高,医生也会在病人可承受的范围内尽可能地使用 ACEI 和 ARB 类药物。主要是取其降低尿蛋白的作用，但是在使用这两种药物的时候，医生需要密切监视患者的血压、血钾、肌酐情况，当患者出现血压过低或直立位低血压，或者血钾升高、肌酐升高时应考虑停用。

4. 肾病综合征时多输入白蛋白有用吗?

肾病综合征患者因尿中丢失大量蛋白而导致血浆白蛋白偏低，从而导致水肿。当患者出现严重水肿，并且对利尿剂不敏感的时候，医生会建议输入白蛋白提高血浆渗透压，然后使用利尿剂，以增强利尿的效果，但是单纯输入白蛋白并不能治疗肾综，因为疾病没有得到控制，输入的白蛋白大部分从尿中排出，不仅没有起到升高血浆蛋白浓度的作用，反而加重了肾脏的负担，而且白蛋白为血浆制品，尽管目前制作过程规范，但也不能确保不传染乙肝、丙肝等，所以不建议患者常规使用白蛋白，应该由医生根据病情决定使用。

5. 利尿剂长期使用会不会有什么副作用呢?

肾综患者会经常使用利尿剂来对症治疗水肿，目前临床上常用的利尿剂主要为呋塞米、氢氯噻嗪、螺内酯等,其中前 2 种药物在利尿的同时促进钾的排除,长期使用可能导致低钾,患者需定期检查血钾,必要时同时补充氯化钾。长期使用氢氯噻嗪可能导致患者尿酸偏高,部分尿酸偏高特别是伴有痛风发作的病人应留意自己的血尿酸情况。螺内酯为保钾利尿剂,可与前两者连用,降低低血钾的风险,对于反复高钾、肾功能不全、少尿的患者需慎用。一般对于门诊的病人,利尿剂应从小剂量开始给药,效果不佳时逐渐加量,避免一次性利尿过多,以免出现血液浓缩、电解质紊乱的情况。

6. 为什么要治疗肾病综合征?

由于短期大量的血浆蛋白丢失对全身各器官的影响以及长期的血浆蛋白漏出对肾脏滤过功能有不利影响,如放任肾病综合征发展,病人可死于感染、血栓、急性肾衰竭等急性并发症,也可由于肾功能逐步减退而进入终末期肾脏病而需要接受肾脏替代治疗,所以应及早对肾病综合征进行治疗以改善病人的预后。

7. 肾穿刺活检有风险,医生是怎么考虑的?

对于儿童患者由于一般对激素治疗的反应较

好,加之儿童并不能非常好地配合肾穿刺活检术,因此儿童初发的肾病综合征主张直接使用激素进行治疗。如治疗效果良好,则可以不行肾穿刺活检术,但是如果患儿的治疗效果欠佳,还是建议把握时机行肾穿刺活检术。

对于成年病人,肾脏的病理改变是多种多样的。对治疗措施的敏感性各不相同,疾病的预后也有很大的差异。肾穿刺活检可以明确肾脏的病理改变,对肾病综合征的诊断、治疗方案及预后判断都有非常重要的辅助作用,可以说是肾病综合征治疗的风向标,同时成年人并不存在肾穿刺活检过程中配合的问题。综合考虑风险和获益,医生建议成年患者在对肾病综合征进行治疗前行肾穿刺活检术。

8. 伤肾的食物有哪些?

忌吃或少吃:荸荠、柿子、生萝卜、生菜瓜、生黄瓜、生地瓜、西瓜、甜瓜、洋葱、辣椒、芥菜、丁香、茴香、胡椒、薄荷、莼菜、菊花、盐、酱、白酒及香烟等。

9. 哪些食品可以强肾?

(1)山药:性平,味甘,为中医"上品"之药,除了具有补肺、健脾作用外,还能益肾填精。煎汤服用或调制山药粥,能补肾益精、固涩止遗,经常食用可防治阳痿、早泄、遗精、腿软。

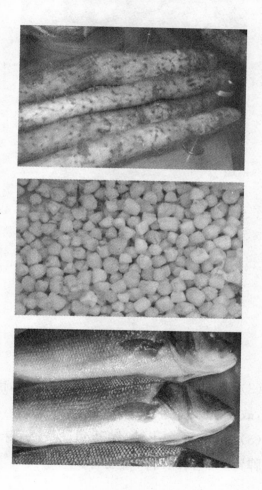

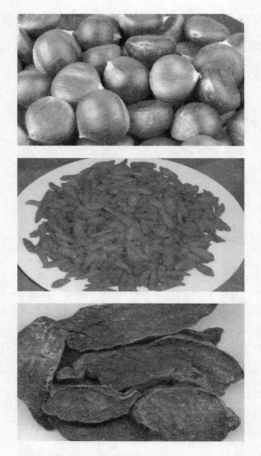

（2）干贝：又称江珧柱。性平，味甘咸，能补肾滋阴，故肾阴虚者宜常食之。

（3）鲈鱼：又称花鲈、鲈子鱼。性平，味甘，既能补脾胃，又可补肝肾，益筋骨。

（4）栗子：性温，味甘，除有补脾健胃作用外，更有补肾壮腰之功，对肾虚腰痛者，最宜食用。

（5）枸杞子：性平，味甘，具有补肾养肝、益精明目、壮筋骨、除腰痛、久服能益寿延年等功用。尤其是中年女性肾虚之人，食之最宜。

（6）何首乌：有补肝肾、益精血的作用，历代医家均用之于肾虚之人。凡是肾虚之人头发早白，或腰膝软弱、筋骨酸痛，或男子遗精，女子带下者，食之皆宜。

10. 常年服用中药会加重肾脏的损害吗？

对于肾病综合征患者，往往需要长期口服西药以及中药汤剂和中成药，而这些中药都是医生根据中医理论、中药临床药理研究、药典的规范来使用的，在多年的规范使用过程中并未出现中药对肾脏损害的现象，因此可以放心使用。

11. 哪些不良生活习惯对肾脏有影响？

习惯就是人的一种行为倾向。习惯是稳定的、甚至是自动化的行为，良好的生活习惯，就是既适合自己的，又是科学的行为方式。许多人在生活中忽视良好的行为习惯，经常有一些不良的行为，久而久之将对身体健康造成极大的伤害。

不良生活习惯一:上网、熬夜导致劳累、感冒;不良生活习惯二:饮食不均衡、运动少导致肥胖,引起糖尿病;不良生活习惯三:吸烟、饮酒诱发高血压,导致高血压肾病;不良生活习惯四:女性更应注意,憋尿易导致肾脏出现毛病;不良生活习惯五:不爱喝水,吃太多盐,滥用药物。

12. 儿童肾病综合征的注意事项有哪些?

(1)患儿不宜进食过咸食物:在饮食方面要多加注意,要减少盐的摄入量,对血压还没有降到正常的孩子,这点十分重要。在水肿和高血压消失后,才可改进普通饮食,但也要清淡,不可过咸。馒头和苏打饼干中也含有钠,最好不要给孩子吃。可以让孩子吃一些新鲜蔬菜和水果,以补充体内维生素。

(2)小孩衣服不宜久穿不换:感染可诱使肾病复发,因此,要让儿童经常洗澡换衣,保持皮肤清洁,可防止皮肤感染。

(3)患儿不宜去公共场所:家长要为儿童创造一个良好的环境,尽量不带孩子去一些公共场合,像商店、影院等。注意根据气候变化增减衣服,预防感冒。

13. 为什么睡前饮水会加重眼睑水肿,是否会引起肾脏损害?

睑部水肿现象经常发生在血液循环代谢能力差的人身上,包括习惯在睡前大量喝水的人、经常久坐不动的人、平常饮食习惯口味重的人、经常熬夜的人以及天生体质差的人。主要影响是血液循环效果变差,来不及将体内多余的水排出去,水分滞留在微血管内,甚至回渗到皮肤中,便产生了膨胀水肿现象。这种水肿在起床后活动一会儿,就会慢慢自动消退。

白天过量饮水,身体是不会水肿的,不过饮水过多对身体不是很好。在睡前大量饮水是可能导致水肿的,且会增加肾脏负担,一般建议睡前不要大量饮水。

14. 肾脏病患者可以生育吗?

肾病综合征的病人在疾病的活动期,即还存在大量蛋白尿、高度水肿、低蛋白血症等情况下不建议怀孕;治疗过程中,蛋白尿部分缓解但未达到临床治愈时也不主张怀孕;当临床治愈时,可考虑怀孕,需要注意的是,怀孕前需停用血管紧张素转化酶抑制剂(ACEI)及血管紧张素受体拮抗剂

(ARB)3个月以上,即使一些常用的中成药,由于没有确切的临床有关怀孕的安全性研究,也建议准备怀孕前停用。

15. 中医药在治疗肾病综合征中的作用?

目前,肾病综合征的治疗仍主张在规范使用激素及免疫抑制剂治疗的前提下结合中医药治疗。中医药治疗可明显提高患者临床疗效,改善临床症状,减轻西药的副作用,预防疾病的复发;对部分西药治疗效果欠佳的患者,采用单纯中药治疗仍可起到较满意的疗效。

16. 肾病综合征复发的常见原因是什么?

最常见的复发原因是劳累,不少患者在复发前都有熬夜、长途旅行、变化工作的经历,这种变化会引起内环境的变化,从而导致肾病综合征复发。

另外一个常见的复发原因是感染,如急性上呼吸道感染、消化道感染、皮肤感染等,因此建议患者应注意规律生活起居。

此外,不规律地撤减激素、免疫抑制剂也是诱发肾综复发的常见原因,病人还是应该在医生的指导下服药,切忌自己调整剂量。

最后,某些肾病综合征本身存在易复发特点

（如微小病变等），或在药物减量、停药后无明显诱因下出现病情复发，这种情况需要在医生指导下重新调整治疗方案。

17. 如何避免肾病综合征复发?

（1）规范治疗:肾病综合征的治疗起效时间根据病理类型不同而不同。如微小病变快则1周蛋白尿可消失，而部分难治性局灶节段性硬化长则需要16周才能起效，因此患者需要耐心完成治疗疗程;部分患者临床起效后或担心药物副作用，或偏信民间偏方、验方，擅自减药或停药，可导致疾病变为难治性肾病综合征。因此，规范治疗是非常重要的。

（2）积极慎重应对感冒、感染:从统计复发的诱发因素来看，感冒是最为主要的诱发因素。肾病综合征患者血液中的蛋白大量从尿液中流失，流失的物质中包括构成我们免疫防线的重要成分如免疫球蛋白，同时体内白细胞功能下降、锌等微量元素也丢失，这些都严重削弱了机体对外界致病因子的抵御能力;而肾病综合征经常要用到糖皮质激素、细胞毒性药物等免疫抑制剂，这对患者已经薄弱的免疫防线而言，无异雪上加霜，因此肾病患者容易发生感染，包括呼吸道感染、肠道感染、腹膜炎、胸膜炎、皮下软组织感染等，一旦患者发生了感染，应注意慎重对待，在医生指导下积极治疗，同时注意避免使用肾损害药物。

(3)适当加强自身保健，适当锻炼，增进体质：患者常常会从医生、家人或亲朋好友那里得到这样的忠告："一定要注意休息！"、"千万不要累着！"于是，肾病患者理所当然地休而息之，不敢稍事活动，更有甚者，就此卧床不起，过起衣来伸手、饭来张口的舒适生活。对此，医学专家认为，过分依赖休息的生活方式对于肾病综合征患者的康复弊多利少。

走路是一种简便易行的锻炼方法。关于肾病综合征患者的走路锻炼强度，要量力而行。体质差的可缓行，时间短些；体质强的可疾走，时间长些。或漫步于公园，或疾行于林间等等。持之以恒，定能获益。

(4)保持良好心态和良好的饮食习惯：肾病综合征的治疗是一个长期的过程，患者需要良好的心理状态去面对，同时要合理搭配饮食。

（二）名医名院

1. 东北地区

地区	医院	详细地址	医生	职称
黑龙江	黑龙江中医药大学附属第一医院	哈尔滨市动力区和平路 26 号	宋立群	主任医师
			张传方	主任医师
辽宁	辽宁中医药大学附属医院	沈阳市皇姑区崇山东路 72 号	何学红	主任医师
			马晓燕	主任医师/市名中医
			赵刚	主任医师

2. 华北地区

地区	医院	详细地址	医生	职称
北京	北京中医药大学东直门医院	北京市东城区海运仓 5 号	王耀献	主任医师
			柳红劳	主任医师
			赵进喜	主任医师
	北京 301 医院	北京市海淀区复兴路 28 号	陈香美	主任医师/院士

续表

北京	北京 301 医院	北京市海淀区复兴路 28 号	孙雪峰	主任医师
天津	天津中医药大学第一附属医院	天津市南开区鞍山西道 314 号	吴镝	主任医师
			谢院生	主任医师
			蔡广研	主任医师
			杨洪涛	主任医师
			王耀光	主任医师
			曹式丽	主任医师
			黄文政	主任医师

3. 华中地区

上海	上海中医药大学附属龙华医院	上海市宛平南路 725 号	邓跃毅	主任医师
			陈以平	主任医师 / 市名中医
			王琳	副主任医师

续表

省	医院	地址	姓名	职称
浙江	杭州市中医院	杭州市体育场路 453 号	陈洪宇	主任医师
			朱彩凤	主任医师/市名中医
			王永钧	主任医师
			程晓霞	主任医师/省名中医
江苏	江苏省中医院	南京市建邺区汉中路 155 号	孙伟	主任医师
			盛梅笑	主任医师
			郭立中	主任医师
			邹燕勤	主任医师
	南京军区总医院	江苏省南京市中山东路 305 号	刘志红	主任医师/院士
			陈惠萍	主任医师
			季大玺	主任医师
			胡伟新	主任医师

4. 西北、西南地区

陕西	陕西省中医院	西安市西华门 4 号	淡华	主任医师
			戴双明	主任医师
			程小红	副主任医师
四川	成都中医药大学附属医院	成都市金牛区十二桥路 39 号	陈明	主任医师
			叶学锋	主任医师/省名中医
			舒惠荃	主任医师/省名中医
			李明权	主任医师
云南	云南省中医院	昆明市光华街 120 号	孟如	主任医师/省名中医
			李琦	主任医师/省名中医
贵州	贵阳中医学院第一附属医院	贵阳市宝山北路 71 号	詹继红	主任医师

5. 华南地区

地区	医院	详细地址	医生	职称
广东	广东省中医院	广州市大德路111号	黄春林	主任医师/省名中医
			杨霓芝	主任医师
			刘旭生	主任医师
			毛炜	主任医师
			王立新	主任医师
			卢富华	主任医师
			包崑	主任医师
			林启展	主任医师
			韦芳宁	主任医师
			李奋	主任医师
			李芳	主任医师
			金钟大	副主任医师

续表

地区	医院	详细地址	医生	职称
广东	广东省中医院	广州市大德路 111 号	赵代鑫	副主任医师
	广州中医药大学第一附属医院	广州市白云机场路 16 号	汤水福	主任医师
			罗月中	主任医师
			谢桂权	主任医师
			洪钦国	主任医师
	南方医院	广州市广州大道北路 1838 号	侯凡凡	主任医师/院士
	暨南大学附属第一医院	广州市黄埔大道西 613 号	孙升云	主任医师
	中山大学附属第一医院	广州市中山二路 58 号	余学清	主任医师
			毛海萍	主任医师
			黄锋先	主任医师
	广州中医药大学深圳附属医院	深圳市福华路 1 号	李顺民	主任医师
			祁爱蓉	主任医师

续表

地区	医院	详细地址	医生	职称
广西	广西中医药大学第一附属医院	南宁市东葛路 89-9 号	史伟	主任医师/省名中医
			吴金玉	主任医师
	柳州市中医院	柳州市解放北路 32 号	关建国	主任医师